龙城科普系列丛书

常州市科学技术协会组编

实用防病与健康知识读本

主　编　董秀晴

副主编　潘凌燕

东南大学出版社

SOUTHEAST UNIVERSITY PRESS

·南京·

图书在版编目(CIP)数据

实用防病与健康知识读本/董秀晴主编. —南京:东南大学出版社,2019.5(2019.6重印)

ISBN 978-7-5641-8408-7

Ⅰ.①实…　Ⅱ.①董…　Ⅲ.①传染病防治—基本知识　Ⅳ.①R183

中国版本图书馆 CIP 数据核字(2019)第 087959 号

实用防病与健康知识读本

Shiyong Fangbing Yu Jiankang Zhishi Duben

主　　编	董秀晴
出版发行	东南大学出版社
社　　址	南京市四牌楼 2 号
邮　　编	210096
出 版 人	江建中
网　　址	http://www.seupress.com
电子邮箱	press@seupress.com
经　　销	全国各地新华书店
排　　版	南京月叶图文制作有限公司
印　　刷	江苏凤凰数码印务有限公司
开　　本	700 mm×1000 mm　1/16
印　　张	14.25
字　　数	200 千
版　　次	2019 年 5 月第 1 版
印　　次	2019 年 6 月第 2 次印刷
书　　号	ISBN 978-7-5641-8408-7
定　　价	39.80元

本社图书若有印装质量问题,请直接与营销部联系。电话(传真):025-83791830。

前　言

　　中华人民共和国成立以来，随着对全球传染病病种的不断认识和发现，我国的防病内容逐渐扩展了病种的类别，且随着人民生活水平不断提升，人们对生活品质和健康品质的追求成为重要关切点，百姓需求的防病范围在扩展，内涵也在不断扩大。围绕科学防病的大局，以群众需求为导向，加强健康促进和科普宣传，引导群众全面提升健康素养，不断增强群众健康获得感，是落实新时代党的卫生健康工作方针，实施"健康中国"战略的重要内容。

　　我国卫生防病工作始终坚持预防为主、面向基层、服务人民的方针，积极采取有效措施，对各种传染病进行严密监测和防范，尤其是计划免疫的推广和实施，使传染病的发病率和病死率都有大幅下降，先后消灭了鼠疫、森林脑炎、天花、恙虫病、黑热病、炭疽、回归热、斑疹伤寒、白喉、脊髓灰质炎、古典霍乱等。近 10 年来，由于病原体在变，传染病不断"推陈出新"；人口流动和环境在变，传染病发生迁移；检测水平不断提高，传染病变得更"透明"。因此，我国几乎每一到两年就有一种新发传染病出现。传染病预防控制的根本,在于早发现、早报告、早诊断、早隔离、早治疗。本书旨在为公众提供传染病的基本知识,提升公众的防病意识,让公众知晓预防传染病的针对性措施,以主动改变容易感染传染病的危险行为。

此外,在工业化、城镇化、人口老龄化的进程中,疾病谱、生态环境、生活方式也在发生着根本性的变化,人们生存环境中的一些危害因素,对人体健康的影响也越加复杂多变,引发了新的健康问题。为了加深人们对这些问题的了解,不断提升自我防护能力,我们结合近年来人们关注的防病问题,编写了实用防病与健康知识普及读本,以期能为人们提供有益的健康参考。

由于编者水平有限,不当之处,敬请指正。书中部分内容我们曾经在媒体上发表过,其中有些插图来自于当初媒体的配图,在此,对原作者表示衷心的感谢。

编者

2019 年 2 月 20 日

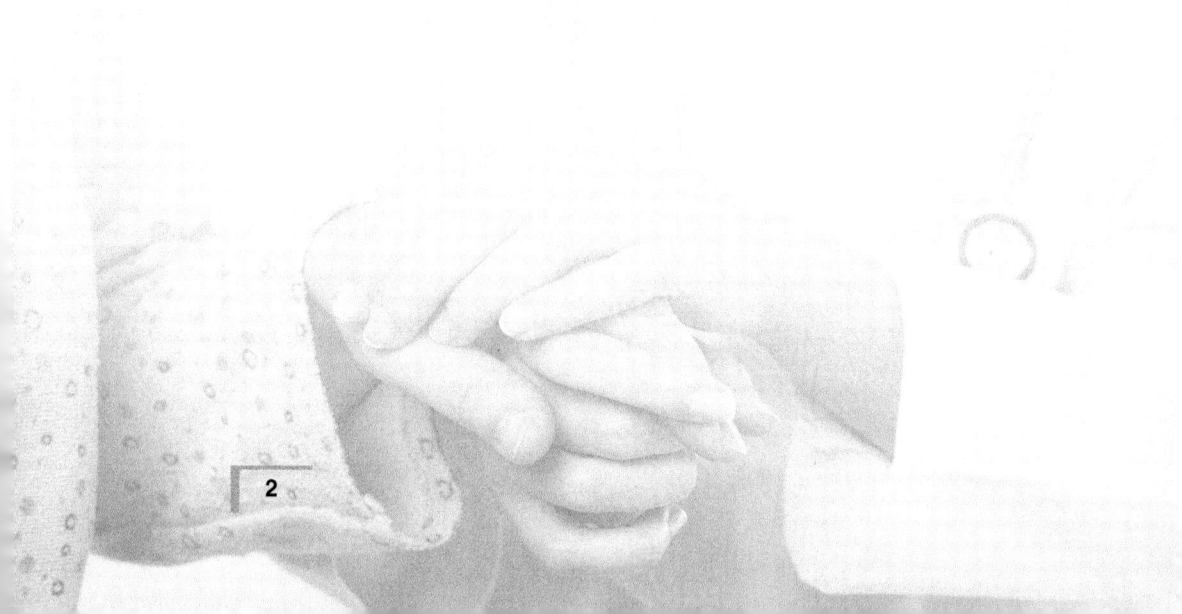

目　录

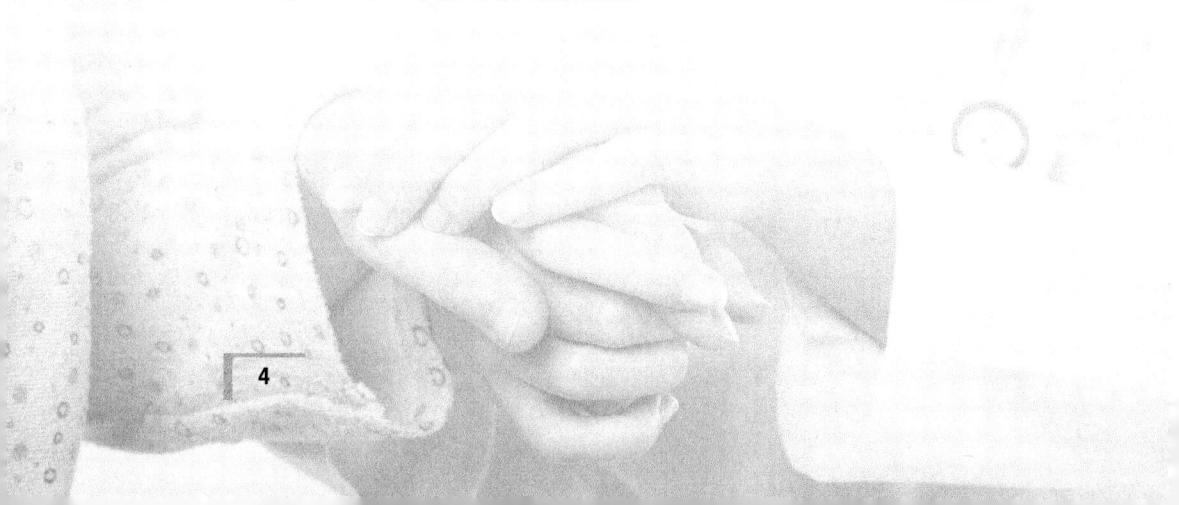

第一章　预防传染病的基础知识

第一节　我国法定报告传染病有哪些

我国法定报告传染病分为甲、乙、丙三类。

甲类：鼠疫、霍乱。

乙类：传染性非典型肺炎、艾滋病、病毒性肝炎、脊髓灰质炎、人感染高致病性禽流感、麻疹、流行性出血热、狂犬病、流行性乙型脑炎、登革热、炭疽、细菌性和阿米巴性痢疾、肺结核、伤寒和副伤寒、流行性脑脊髓膜炎、百日咳、白喉、新生儿破伤风、猩红热、布鲁氏菌病、淋病、梅毒、钩端螺旋体病、血吸虫病、疟疾、人感染 H7N9 禽流感。

丙类：流行性感冒、流行性腮腺炎、风疹、急性出血性结膜炎、麻风病、流行性和地方性斑疹伤寒、黑热病、包虫病、丝虫病、除霍乱、细菌性和阿米巴性痢疾、伤寒和副伤寒以外的感染性腹泻病、手足口病。

第二节　疫苗防范的疾病有哪些

一、第一类疫苗可预防的疾病

目前适龄儿童可免费接种的疫苗种类为 11 种,包括卡介苗、脊髓灰质炎疫苗、乙肝疫苗、百白破疫苗、白破疫苗、麻风疫苗、麻腮风疫苗、A 群流脑疫苗、A 群 C 群流脑疫苗、乙脑疫苗、甲肝疫苗。接种后,预防的传染病可达 12 种,包括结核病、乙型病毒性肝炎、脊髓灰质炎、百日咳、白喉、破伤风、麻疹、风疹、流行性腮腺炎、流行性脑脊髓膜炎、流行性乙型脑炎、甲型病毒性肝炎。

二、第二类疫苗可预防的疾病

目前所使用的第二类疫苗分为两种情况,一种是含第一类疫苗成分的第二类疫苗,比如进口乙肝疫苗、乙脑灭活疫苗等;另一种是其他第二类疫苗,比如狂犬病疫苗预防狂犬病,流感疫苗预防流感病毒引起的流行性感冒,水痘减毒疫苗预防水痘,EV71 型灭活疫苗预防 EV71 感染所致的手足口病,13 价、23 价肺炎疫苗预防疫苗所含血清型肺炎球菌引起的侵袭性疾病,二价、四价和九价 HPV 疫苗分别预防 HPV6、11、16、18、31、33、45、52、58 型

HPV 病毒感染所致的相关疾病和尖锐湿疣。

第三节 预防接种是最有效的防病措施

孩子出生后就面临诸多疾病威胁,而接种疫苗,可帮助孩子建立免疫屏障。接种不同的疫苗,可以预防不同的疾病。世界卫生组织提出,免疫接种被证实是最有效的防止传染病的措施。通过对易感人群的接种,可提高人群的免疫水平,降低人群对相应疾病的易感性,同时具有减少和消除传染源的作用。通过预防接种,全球已经成功消灭了天花;脊髓灰质炎(脊灰)的发病率下降了99%,包括中国在内的大多数国家和地区已经实现无脊灰野病毒传播的目标;全球因白喉、百日咳、破伤风和麻疹导致的发病、致残与死亡案例也显著下降,2003 年就避免了 200 万因疫苗可预防疾病导致的死亡和 60 万乙肝相关死亡病例(肝硬化和肝癌)。

儿童免疫预防接种,关系到下一代的健康成长,1986 年 6 月 20 日,经国务院批准,把每年的 4 月 25 日确定为"全国儿童预防接种宣传日"。早在 20 世纪 50 年代,我国就开展了儿童普种牛痘疫苗、卡介苗(BCG)、白喉类毒素(DT)、百日咳疫苗和百白破混合制剂(DPT)的接种。60 年代,进行四种疫苗接种,即接种卡介苗(BCG)、麻疹减毒活疫苗(MV)、百白破(百日咳、白喉、破伤风)联合疫苗(DPT)以及口服脊髓灰质炎减毒活疫苗(OPV),同时,在城乡逐步推广使用儿童预防接种卡片。70 年代,我国正式对儿童开展计划免疫工作。80 年代,我国开始参与世界卫生组织(WHO)倡导的扩大免疫规划(EPI,计划免疫)活动,免疫接种普及所有儿童。

我国开始实施免疫规划以来,通过普及儿童免疫,减少麻疹、百日咳、白喉、脊髓灰质炎、结核、破伤风等疾病发病3亿多人,减少死亡400万人。2000年我国实现了无脊髓灰质炎目标。实施乙肝疫苗接种后,全国人群乙肝病毒表面抗原携带率从1992年的9.75%降至2006年的7.18%,5岁以下人群已降到1%以下,因接种疫苗减少乙肝病毒感染者3 000多万人。乙脑、流脑等发病人数降至历史最低水平。2007年国家实施扩大免疫规划,以无细胞百白破疫苗替代百白破疫苗,将甲肝、流脑、乙脑、麻腮风等疫苗纳入国家免疫规划。江苏省于2008年5月1日在全省全面实施扩大国家免疫规划。事实证明免疫接种是预防和控制传染病的最佳方式。

第四节　免费为儿童接种的疫苗种类

我国到目前为止,从实施常规疫苗免疫程序的角度,为儿童提供的免费接种的疫苗有如下11种,但不包括应急接种和强化免疫。

1. 乙肝疫苗:接种3剂次,儿童出生时、1月龄、6月龄各接种1剂次,第1剂在出生后24小时内尽早接种。

2. 卡介苗:接种1剂次,儿童出生时接种。

3. 脊灰减毒疫苗:接种4剂次,儿童2月龄、3月龄、4月龄和

4 周岁各接种 1 剂次。

4. 百白破疫苗:接种 4 剂次,儿童 3 月龄、4 月龄、5 月龄和 18～24 月龄各接种 1 剂次。

5. 白破疫苗:接种 1 剂次,儿童 6 周岁时接种。

6. 麻风疫苗:儿童满 8 月龄进行接种。

7. 麻腮风疫苗:1 岁半至 2 岁的儿童接种。

8. A 群流脑疫苗:儿童 6～18 月龄接种 1 剂次。

9. A+C 群流脑疫苗:3 周岁、6 周岁各接种 1 剂次。

10. 乙脑减毒活疫苗:接种 2 剂次,儿童 8 月龄和 2 周岁各接种 1 剂次。

11. 甲肝灭活疫苗:接种 2 剂次,儿童 18 月龄和 24～30 月龄各接种 1 剂次。

第五节　正确处理接种疫苗后出现的一般反应

接种疫苗后,应在预防接种门诊留观至少 30 分钟。

部分儿童在接种疫苗后会出现一些反应,如低热、局部红肿,同时可能伴有全身不适,如倦怠、食欲不振、乏力等症状。上述症状一般持续 1～2 天即可消失,不需要任何处理。儿童接种疫苗后出现上述反应,应该适当休息,多喝开水,注意保暖,防止继发其他疾病。如果发生严重反应者,应及时就医。

一、为什么接种疫苗后要留观至少 30 分钟？

接种疫苗以后，由于个体原因，极少数人可能会发生过敏反应。监测数据表明，过敏性休克大多发生在接种后 30 分钟内。发生过敏性休克后，如果不在医务人员监护范围之内就容易发生生命危险，所以接种现场必须配有医生和急救药品，主要是防止发生意外。如果监护人怀疑自己的孩子接种疫苗发生了不良反应，就应该及时向接种人员或疾病预防控制中心咨询或报告。

二、接种疫苗后是不是就一定不会得传染病了？

预防接种是预防和控制传染病最经济、最有效的手段，但成功率并非是 100%。由于受种者个体的特殊原因，如免疫应答能力低下等因素，可导致接种后免疫失败。但大量的研究证明，即使接种疫苗后发病，相对于不接种疫苗者，其患病后的临床表现要轻很多。另外，如果接种疫苗时受种者恰好已处在该疫苗所针对疾病的潜伏期，接种后疫苗还未产生保护作用，所以接种疫苗后仍会发病，这就属于偶合发病。

三、儿童在预防接种前，家长应当注意哪些问题？如何加强与接种人员的沟通？

家长的作用不容忽视。家长应带孩子到合格的预防接种门诊进行预防接种，在接种前应向接种人员如实提供受种者的健康状况,以便工作人员判断是否可以接种。如发现接种后出现可疑情况,应立即咨询接种工作人员,必要时就医,以便得到及时正确处理。在接种疫苗之前,家长应特别注意孩子有无急性疾病、过敏体质、免疫功能不全、神经系统疾患等情形,并在接种人员的指导下进行接种。

四、哪些情况下儿童不适宜接种疫苗?

1. 急性疾病。如果家长发现孩子正在发烧,特别是发热在37.6℃以上者,或同时伴有其他明显症状,应暂缓接种疫苗,待孩子康复并经过一段时间调养后再接种疫苗。此外,如果孩子处于某种急性疾病的发病期或恢复期,或处于某种慢性疾病的急性发作期,均应推迟疫苗的接种,待孩子康复以后再接种疫苗。

2. 过敏体质。个别儿童有过敏体质,容易被家长忽视。有过敏体质的儿童接种疫苗后偶可引起过敏反应,造成发生不良反应的后果。所谓过敏体质,是指儿童反复接触某种物质,容易发生机体过敏反应,出现相应症状,其中以过敏性皮疹最为常见。如果发现过去接种某种疫苗曾发生过敏反应,则应停止接种。

3. 免疫功能不全。一般认为,儿童免疫功能不全,不仅预防接种后效果较健康人差,而且容易引起不良反应,特别是接种活疫苗时。比较严重的免疫功能不全包括免疫缺陷(例如无/低丙种球蛋白血症)、白血病、淋巴瘤、恶性肿瘤等等。如果儿童容易反复发生细菌或病毒感染,感染后常常伴有发热、皮疹及淋巴结肿大等症状,应怀疑存在免疫功能不全的可能性,接种疫苗时需特别小心。

4. 神经系统疾患。有神经系统疾患的人接种某些疫苗具有一定的危险性,因此已明确患有神经系统疾患的儿童,例如患有癫痫、脑病、癔症、脑炎后遗症、抽搐或惊厥等疾病,应在医生的指导下,谨慎接种疫苗。

第六节　应该了解的疫苗知识

疫苗是生物制品的一种,包括预防用生物制品和疫苗。2005年,为了加强对疫苗流通和预防接种的管理,预防、控制传染病的发生、流行,保障人体健康和公共卫生,国务院专门颁布施行了《疫苗流通和预防接种管理条例》。疫苗是通过人工减毒、灭活或利用基因工程等方法,用细菌、病毒等病原微生物及其代谢产物制成的用于预防传染病的自动免疫制剂。随着免疫学研究的不断进展,疫苗被广泛地应用于传染病的预防和治疗,这些疫苗能够有效地诱导机体产生保护性抗体。疫苗可分为传统疫苗和新型疫苗。

一、传统疫苗

包括灭活疫苗和减毒活疫苗。

灭活疫苗是采用加热或化学剂(通常是甲醛溶液)将细菌或病毒灭活后研制成的疫苗,在灭活过程中保留病原微生物抗原决定簇的完整性。灭活疫苗既可由整个病毒或细菌组成,也可由它们的裂解片段组成为裂解疫苗。裂解疫苗是将病原微生物进一步纯化,仅包含疫苗所需的成分制成。灭活疫苗不能在体内复制,所产生的主要是体液免疫反应,只能产生记忆 B 淋巴细胞,不能产生记忆性CD8＋T淋巴细胞,故而机体的细胞免疫反应很弱,需要多次接种,并需定期加强接种以提高或增强抗体滴度。接种灭活疫苗对免疫缺陷者不会造成感染,并且通常不受循环抗体的影响,即使血液中有抗体也可以接种,如在婴儿期或使用含有抗体的血液制品之后。目前应用的灭活疫苗包括 IPV 、流感、人用狂犬病疫苗、甲肝灭活疫苗、霍乱疫苗。

减毒活疫苗是从野生株或致病的病毒或细菌衍生而来。这些野生病毒或细菌在实验室经反复传代被减毒后,人体接种较小剂量即可在体内复制,并产生良好的免疫反应。减毒活疫苗引起的免疫反应实际上与自然感染相同,疫苗株可以在宿主体内繁殖(复制),但不能像自然感染(野生)病原微生物一样致病;减毒活疫苗除产生体液免疫外,还可以激活细胞免疫反应,产生记忆性CD8＋T淋巴细胞。目前应用的减毒活疫苗有卡介苗、麻疹、风疹、腮腺炎、水痘、轮状病毒疫苗、黄热病疫苗和流感减毒活疫苗(LAIV)等。

二、新型疫苗

包括多糖疫苗、亚单位疫苗、合成肽疫苗、重组疫苗、活载体疫苗、独特型疫苗和联合疫苗。

多糖疫苗是由构成某些细菌表膜的长链或短链糖分子组成的灭活亚单位疫苗,它引起的免疫反应是典型的非 T 细胞依赖型免疫反应,产生的主要抗体是 IgM,只产生少量 IgG,对 2 岁以下儿童不能产生有效的免疫反应。多糖疫苗无免疫记忆反应,重复注射抗体滴度不升高。目前应用的多糖疫苗有 A 群流脑多糖疫苗、A＋C 群流脑多糖疫苗、23 价肺炎多糖疫苗、伤寒多糖疫苗、多糖结合疫苗、A＋C 流脑多糖结合疫苗、Hib 多糖结合疫苗。

亚单位疫苗是指提取或合成细菌、病毒外壳的特殊蛋白结构,即用抗原决定簇制成的疫苗。

合成肽疫苗是仿特异性抗原某些肽链或蛋白质,通过人工合成抗原制备的疫苗。在大分子抗原携带的多种抗原决定簇中,只有少量抗原部位对保护性免疫应答起重要作用。通过化学分解或有控制的蛋白水解方法使天然蛋白质分段,筛选出具有免疫活性的片段,或者是有中和特性的单克隆抗体识别相关抗原部位,这种由人工用仅含保护作用类似天然抗原决定簇多肽制成的疫苗称为合成肽疫苗,也有人称为第三代疫苗。目前研究成熟的是乙肝病毒(HBV)的前 S 区(PreS)、口蹄疫病毒(CFMDV)p1 区第 141～160 位氨基酸片段。

重组疫苗是通过遗传学重组机制来生产的疫苗。包含通过用基因工程方法或克隆技术获得的疫苗;通过强弱毒株之间进行基因片段交换而获得的疫苗;以及通过基因插入和 DNA 导入而获得的疫苗。

活载体疫苗是以细菌或病毒为载体的疫苗。

独特型疫苗是针对抗体分子 V 区上的特异性抗原表位群(称独特型)的抗体。

联合疫苗是指含有二个或多个活的、灭活的生物体或者提纯的抗原,由生产者联合配制而成的疫苗,具有预防多种目标疾病、减少接种针次,简化免疫程序,提高接种率,降低交叉感染机会,为广大家长和儿童乐于接受而且节约费用,有利于扩大免疫规划推广等优越性。联合疫苗已有 50 多年历史。

第七节　需要知晓的传染病常见传播途径

传播途径是指病原体内传染源排出,侵入另一易感机体所经过的途径。知晓病原体的传播途径,可以知道如何去主动切断传播,阻止疾病的传染。有些传染病可以多种途径传播。

一、消化道传播

包括经"疫水(感染的水体)"传播和经食物传播,病原体通过污染水源和各种食物,被人和动物饮用、食用而实现了传播。消化道传染病是由各种病原体随排泄物排出病人或携带者以及感染动物体外,通过污染了的水、食品以及手,经口侵入人体,并引起腹泻和或其他脏器及全身感染的一类疾病。消化道传染病目前仍然是全球重要的公共卫生问题之一,尤其是亚洲、非洲和拉丁美洲等地区。我国随着经济发展以及防制措施的落实,消化道传染病发病率逐年下降,但在卫生设施落后、卫生条件和卫生习惯较差的地区仍有多发,暴发流行的潜在危险因素依然存在。常见的消化道传染病包括霍乱、伤寒和副伤寒、细菌性痢疾和阿米巴痢疾、手足口病、脊髓灰质炎、甲型病毒性肝炎、戊型病毒性肝炎和其他感染性腹泻等。

二、呼吸道传播

病原体通过飞沫、飞沫核、尘埃被人和动物吸入导致传播。流行性脑脊髓膜炎、流行性感冒、百日咳等病原体,在病人呼气、大声说话、咳嗽、打喷嚏时,含有病原体的粘液飞沫可从鼻咽部喷出而悬浮在空气中,因此流行季节最好不要去拥挤的公共场所。经尘埃传播的疾病应该引起关注,凡耐干燥的病原体,皆可经此方式传播,如结核杆菌、炭疽芽孢等均可经尘埃传播给他人。病人吐痰,含有结核、炭疽等病原体的分泌物以较大的飞沫散落在地上,干燥后成为尘埃,或者沾到周围的物体如衣服、床单、手帕或地板上,当整理或清扫时,就会有受到传染的危险。

三、接触传播

当人和动物的皮肤或黏膜接触被病原体污染的水体和土壤时,病原体借助接触的皮肤或黏膜侵入人和动物体内,如血吸虫病、钩端螺旋体病;或者由于人和动物的皮肤黏膜出现破损,病原体借助破损的皮肤黏膜被动侵入人和动物体内,如皮肤炭疽、人感染猪链球菌病。还有一些疾病可以通过日常生活接触传播,如痢疾、伤寒、霍乱、甲型肝炎;白喉、猩红热、布鲁菌病等。改善公共卫生条件及个人卫生习惯可以有效减少或防止这类疾病的传播。

四、虫媒传播

可分为机械携带或叮咬性传播。有些疾病是由动物机械携带而传播,如苍蝇、蟑螂携带病原体污染了食物用具而导致的肠道传染病。一些昆虫或吸血节肢动物感染了病原体,再叮咬人类而导致的传播,如登革热、寨卡病毒、鼠疫、疟疾、丝虫病、流行性乙型脑炎等。

五、血液和体液传播

易感者通过接触病患者(人或动物)的血液或体液,或因接受病患的组织(角膜)和器官,而感染的病原体,如通过针刺、纹身、性接触而感染了艾滋病、乙型肝炎、丙型肝炎,通过移植角膜而感染了狂犬病,通过接受肝脏移植而感染疟疾等。

第八节 春季呼吸道传染病的主要预防措施

呼吸道传染病一般在冬春季节多发,重点人群是儿童。其病原体主要经飞沫或者间接接触,通过鼻腔、咽喉、气管、支气管等侵入人体。呼吸道传染病主要有流感、麻疹、流行性腮腺炎、风疹、水痘、流脑、白喉、猩红热、肺结核、军团菌病、中东呼吸道综合征等,其中一些呼吸道传染病极易在学校出现群体感染。呼吸道传染病一般在春天开始"嚣张"起来,因此提醒大家,春天万物生长,但是一些麻疹、流感等呼吸道传染病往往会在你看不见的情况下,经空气飞沫传染。这个季节天气还很冷,有很多人认为,春天要捂,所以常常窝在房间里。特别是一些公共场所,空调房门窗紧闭,这样会造成病菌长期存在于空气不流通的小环境里。家长或者学校掌握一些呼吸道传染病的知识,非常必要。预防呼吸道传染病,要注意每天定时开窗通风,并多运动以增强体质。

1. 做好病人的隔离措施。作为病人应该主动戴口罩,在公共场所不随地吐痰,咳嗽或打喷嚏时要用纸巾遮挡,防止含有病原体的分泌物污染环境而传染他人。

2. 有疫苗的,可以接种疫苗,特别是老人和儿童。

3. 养成良好的卫生习惯。俗话说"病从口入",因此保护好口鼻和手部,是预防呼吸道传染病的关键。外出时,可以佩戴一个干净清爽的口罩。回家后,用淡盐水漱口,可以清除口腔里的大量病菌,起到很好的预防效果。此外,保持手部卫生也很重要。洗手时不要简单地在水龙头下面冲一冲,而要用肥皂认真清洗,时间也要尽可能长一些。

4. 注意防寒,加强体育锻炼。春季也是冷暖交替比较频繁的时候,人体由于无法适应剧烈的冷暖变化,抵抗力就会下降,易于受到病毒的侵袭,因此人们需要根据气温的变化适时增减衣服。春季早晚都比较寒冷,更要特别注意,如早晚适当添加衣服,夜间睡眠时换厚被等,睡眠时室内温度在18℃～22℃为宜。合理安排一些体育锻炼,如散步、打球、练太极拳等也是增强体质、提高机体抵御病毒侵袭能力的好办法。

5. 合理膳食,充分休息。合理安排饮食也是提高自身免疫力的好办法。荤多素少、热量过高、脂肪过剩的饮食对人体非常不利,会使消化系统功能减退、身体抗病毒能力下降,让病毒乘虚而入。所以要合理安排饮食,均衡地搭配蛋白质、糖分、脂肪、矿物质、维生素等各种有助于增强体质的营养素,还可以多补充一些富含维生素 C 的食物,因为维生素 C 有助于提高免疫力。此外,只有保持充足的睡眠和充沛的精力才能抵御病毒侵袭。

6. 保持空气流通。呼吸道传染病主要是通过空气传播,尤其在密闭的环境中更容易传播,所以我们要经常开窗通风,注意保持室内空气流通,从而降低房间内病毒的浓度,减少人与病毒接触的机会。平时的活动场所尽量选择露天或是空气流通的地方,尽量避免在密闭的环境中逗留,少去人多的公共场合。

第九节　雨季肠道传染病的主要预防措施

苏南有个梅雨季,一旦到来,雨会一直下个不停,这样的温湿气候条件,比较适合一些病菌的生长与传播。多年来的疾病统计数据表明,梅雨季往往容易出现水污染、食物中毒和传染病暴发的情况,这时的痢疾、感染性腹泻等肠道传染病会高发,危险系数也在加倍。给大家一些雨季的健康提示:

一、雨水泡过的食物不要吃

梅雨季节,湿度大、气温高,正是细菌的高速生长期,本身就是食物容易受污染的时候,再加之雨水不断,因此注意饮食卫生就显得非常重要了。现在可不是"勤俭节约"的时候,大家不要食用雨水浸泡过的食物、霉变的米面、未洗净的瓜果和生冷的食物。如果暂时不能保证新鲜烹调的食物供应,建议大家还是食用合格的袋装食品。

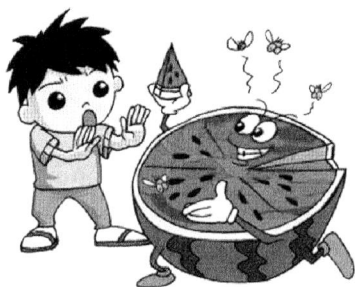

二、个人卫生才是最重要的事

雨季为肠道传染病病原微生物创造了有利的环境,因而,此时保持良好的个人卫生习惯才是最重要的事。首先是要勤洗手,饭前便后要洗手,接触了被污水污染的东西也要洗手,外出回家后第一件事就是洗手。洗手时,要用洁净的流动水清洗,擦手用的毛巾也要保证干净。

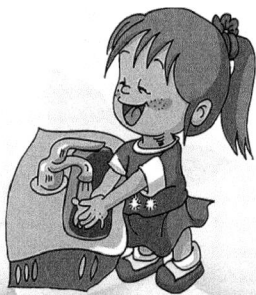

三、饮用水可马虎不得

水,是大家必不可少的生命要素。这个时候,安全的"水源"是大家健康的保障。如果您家中储水的缸、桶等被雨水污染,那么直接"饮用"里面的水是很危险的。这个时候大家还是把水烧开饮用或者饮用未受污染的瓶装水更安全。

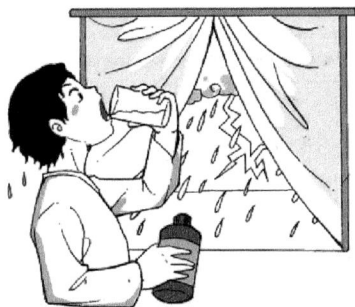

四、注意保暖,关注身体很重要

雨前、雨中、雨后,气温的变化幅度较大,大家要随时增减衣服,同时合理安排好每天的工作、学习和劳动时间,避免过度劳累。如果,您出现发热、腹痛、腹泻、呕吐等症状,要及时到附近的医院就诊。

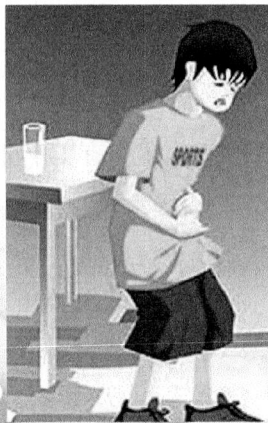

第十节 "病从口入"的主要预防措施

俗话说,病从口入。大家要在吃上当心,注意饮食卫生,下面简单说说关于饮食卫生要注意的一些问题。

一、一般饮食卫生要点

1. 不吃淹死或死因不明的家禽家畜。

2. 不吃霉烂变质的粮食。

3. 不生食水产品。

4. 受过水浸或水溅过的散装食物成品,不能再供食用。受水浸或受潮、未霉烂变质的粮食颗粒应先行烘干或晒干,再加工去除表层后才可供食用。

5. 受过水浸的已经加工成米、面粉等的粮食制品,不应再供食用。

6. 受水浸的叶菜类和根茎类农产品,可用清水反复浸洗多次后供食。但如有工厂毒物污染可疑时,应先经抽样作毒物检验。

7. 受水浸的冷藏、腌藏、干藏的畜禽肉和鱼虾,如未变质又无毒物污染可疑的可经清洗后及时供食,不应继续贮存。

8. 喝清洁的饮用水,生水应烧开后饮用。

9. 饭前便后要洗手,加工食品前要洗手。

10. 制作食品前将原料用清洁的水清洗干净,不使用污水清洗瓜果、蔬菜。

11. 制作食品要烧熟煮透。

12. 生、熟食品要分开制作放置,制作时不共用案板、刀具和盛放容器。

13. 饭菜应现吃现做,做后尽快食用,剩余饭菜要及时冷藏。食前确保没有变质,经彻底加热后再食用。

14. 不吃来源不明、腐败变质的食品,不吃包装破损的或超出保质期的包装食品。

15. 不自行采食野生蘑菇和其他野菜,不生吃动物性食品。

16. 不使用来源不明的容器盛装食品,炊具和餐饮具应彻底洗刷干净、消毒后再使用。

17. 盛装食品的餐盘、碗筷用后要彻底清洗和消毒并保洁存放。

18. 存放吃剩的或没有包装的食物,要注意防潮、防鼠、防蝇、防虫。

19. 食用包装食品时,应尽量避免用手直接接触食品。

二、集体供餐卫生要点

1. 集体供餐最好在室内或者搭建的简易厨房内制作食品,做饭场所一定要远离垃圾、厕所,并处于这些污染源的上风向。

2. 制作食品的原料应新鲜,符合食品卫生要求,不使用来源不明、腐败变质的原料。

3. 加工场所禁止存放有毒、有害及非食用原料。

4. 炊事员应当由健康人员担任,手上有破损、化脓性伤口的人不能担任炊事员。

5. 制作食品前将原料用清洁的水清洗干净。

6. 生熟食品要分开制作放置,制作时不共用案板、刀具和盛放容器。

7. 制作食品要烧熟煮透。

8. 制作食品的场所要及时清扫,保持清洁,容器餐饮具要清洗消毒,保洁存放。

9. 做好的饭菜应尽快食用,熟食在室温下不要长时间存放。

10. 烹调后的食品如需运输,应使用密闭清洁的容器。

第二章　生活中常见的传染病

第一节　聚集性腹泻：是食物中毒还是诺如病毒

诺如病毒感染性腹泻属于丙类传染病，根据我国《传染病防治法》，丙类传染病也被称为监测管理传染病。这类传染病还包括流行性感冒、流行性腮腺炎、包虫病、麻风病等，常常会出现集体暴发式感染。当然，这也与其传播途径有关。诺如病毒感染在全世界范围内均有流行，在我国范围内普遍存在，全年均可发生感染，被认为是近年来食源性疾病暴发最重要的病原体之一。

1968 年，在美国俄亥俄州诺瓦克市暴发了一次大规模的急性腹泻事件，从患者的粪便中分离出了一种新的病原，因为此次事件是在诺瓦克市发生的，即以地名命名了此病原体，初称"诺瓦克病毒（Norwalk Virus，NV）"。这是最早的有关诺如病毒感染的报道。

我国在 1995 年报道了首例诺如病毒感染，之后，调查发现山西、北京、安徽、福州、武汉、广州等省份和城市有诺如病毒感染暴发。近年来国内有关诺如病毒聚集性感染的报道越来越多,各省均有。北京各区 2016 年暴发诺如病毒疫情,2017 年上半年就报道511 起,且学校居多。国内一些高校也有报道。

那么,诺如病毒是个什么东西呢? 为什么近年来会出现越来越多的聚集性感染呢?

一、认识诺如病毒

诺如病毒属于杯状病毒的一种,1998 年国际病毒分类委员会将杯状病毒科分为四个属,分别是:① Lagovirus(以兔出血病病毒(Rabbit hemorrhagic disease virus)为代表);② 诺瓦克样病毒(以诺瓦克病毒(Norwalk virus)为代表);③ 札幌样病毒(以 Sapporo virus 为代表);④ Vesivirus(以猪水泡疹病毒(Swine vesicular exanthem virus)为代表)。其中,① Lagovirus 和④ Vesivirus 感染动物,而诺瓦克样病毒和札幌样病毒则主要感染人,二者合称为人类杯状病毒(HuCV)。人类杯状病毒是引起儿童和成人非细菌性胃肠炎的主要病原之一,常在医院、餐馆、学校、托儿所、孤儿院、养老院、军队、家庭及其他人群中引起暴发。

诺如病毒直径约为 26～35 纳米,无包膜,表面粗糙,球形,呈二十面体对称;从急性胃肠炎病人的粪便中分离,不能在细胞或组织中培养,也没有合适的动物模型;基因组为单股正链 RNA。诺如病毒越来越多出现聚集性感染,是因为诺如病毒遗传高度变异,在同一时期和同一社区内可能存在遗传特性不同的毒株流行。诺如病毒抗体没有显著的保护作用,尤其是没有长期免疫保护作用,极易造成反复感染。

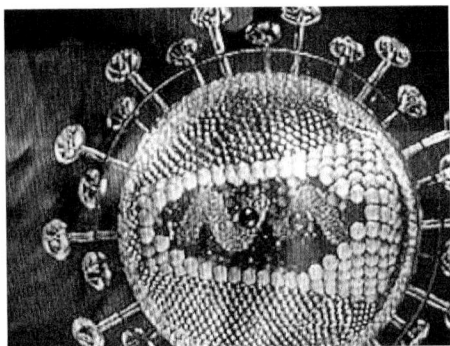

诺如病毒全年均可发生感染,感染对象主要是成人和学龄儿童,寒冷季节呈现高发。主要分布在学校、家庭、医院、军队、幼儿园和旅游区等,多在集体机构以暴发形式出现。美国每年在所有的非细菌性腹泻暴发中,60%～90%是由诺如病毒引起。在我国5岁以下腹泻儿童中,诺如病毒检出率为15%左右,血清抗体水平调查表明我国人群中诺如病毒的感染亦十分普遍。

二、诺如病毒的地区分布

诺如病毒感染引起的急性胃肠炎流行地区极为广泛,20世纪七八十年代世界上发生的非细菌性腹泻暴发中19%～42%系诺如病毒所致。美国疾病控制与预防中心调查结果显示,1976～1981年美国成人非细菌性急性胃肠炎暴发流行中有42%是由诺如病毒引起的。1996年1月～1997年6月美国疾病控制与预防中心收到的90起非细菌性胃肠炎暴发中,96%是诺如病毒引发。荷兰、英国、日本、澳大利亚等国家也都得到类似结果。

三、临床症状

诺如病毒潜伏期多在 12～48 小时,最长 72 小时。感染者发病突然,主要症状为恶心、呕吐、发热、腹痛和腹泻。儿童患者呕吐普遍,成人患者腹泻为多,一天内腹泻 4～8 次,粪便为稀水便或水样便,无粘液脓血。原发感染患者的呕吐症状明显多于续发感染者,有些感染者仅表现出呕吐症状。此外,也可见头痛、寒颤和肌肉痛等症状。严重者可出现脱水症状,主要发生在婴幼儿、老年人和有基础疾病的人。

四、传染源

隐性感染者及健康携带者均可为传染源,病人的呕吐物和粪便在自然界中污染水或间接污染食品,很容易造成暴发。

五、传播媒介

暴发期间空气和污染物也是不容忽视的传播媒介。

六、传播途径

粪-口途径是诺如病毒感染的主要传播方式,也可以通过污染的水源、食物、物品和空气等传播。第一种是食物污染。在食品的种植、加工、储存中被污染,或者饮食从业人员携带病毒,或者某些水产品在水体中被污染。贝类是最容易携带诺如病毒的高危食品,贝类很可能来自污染水域,诺如病毒可以在贝类生物体内累积,而且用消灭大肠杆菌的方法不能净化。此外,草莓等伏地生长的水果、蔬菜被污染的概率也比较高,这是由其灌溉方式造成的。

第二种是生活饮用水污染。例如井水因暴雨将粪便冲刷进水井而污染,水井因距离厕所等污染源太近,并且井壁为非水泥砌筑而造成粪便渗入性污染,还有可能因为自来水恢复供水时产生虹吸作用造成污染,也有可能因为桶装水生产不规范而造成污染。

第三种是与患者密切接触或者接触被病毒污染的环境和物品而感染。诺如病毒的"迁移能力"比你我想象的强大,会趁人不备悄悄侵袭,在封闭空间内会传染得更快。比如在照顾诺如病毒患者的过程中由于近距离接触而通过其呕吐物或粪便感染。由于病人的呕吐物和粪便可形成气溶胶,与病人接触可传染。不过,诺如病毒并不会通过呼吸道传染。

七、免疫

血清抗体调查表明,一般诺如病毒的抗体在童年逐渐获得,但目前认为,其抗体没有明显的保护作用,尤其是长期免疫作用。约半数患者病后可获短期对同株病毒的免疫,但不具备对其他毒株的交叉免疫功能,所以极易出现反复感染。

八、诊断

确诊依赖于病原学检测结果。依据流行季节、地区、发病年龄等流行病学资料、临床表现以及在粪便标本或呕吐物中检测出诺如病毒,可以确诊病例。

九、治疗

本病为自限性疾病,通常患者病程在 48～72 小时,有的则更短。目前尚无特效的抗病毒药物,以对症或支持治疗为主,一般不需使用抗生素,愈后良好。脱水是诺如病毒感染性腹泻的主要原因,对严重病例尤其是幼儿及体弱者应及时输液或口服补液,以纠正脱水、酸中毒及电解质紊乱。

十、预防措施

由于诺如病毒感染病是一种常见的肠道传染病,容易在人群密集的场所发生局部聚集病例,因而应共同做好预防工作。

首先,尚无疫苗可以防御。研究表明,诺如病毒呈现出广泛的遗传变异性,人诺如病毒的变异可达 57%。诺如病毒不同基因型之间的基因组重组频繁发生,这已成为诺如病毒进化基因多样性的主要策略和动力,也影响其进化分型,混淆分子流行病学研究,这是影响诺如病毒疫苗研制的重要原因。

第二,良好的卫生习惯是最有效的预防手段。在如厕及每次进食、准备和加工食物前用肥皂和清水认真洗手,水果和蔬菜食用前也应认真清洗。诺如病毒抵抗力较强,在 60℃ 高温下或经快速气蒸仍可存活。因此市民尽量不吃生冷和未熟透的食物,牡蛎和其他贝类海产品应深度加工后食用。在校学生一旦出现呕吐、腹泻等症状,建议居家隔离,等症状消失之后两三天再上学。

第三,呕吐物科学处理很关键。如果发现呕吐物,首先要用漂白粉进行覆盖,过半个小时再进行处理。同时使用含氯消毒剂及时对患者接触的餐具、用品及呕吐物附着的地面、厕所进行消毒。

第四,消毒。对病人、疑似病人和带菌者的吐泻物和污染过的物品、空气、饮用水、厕所等进行随时消毒,当染菌者送隔离病房或治愈后进行终末消毒。

第五,隔离。对病人、疑似病人和带菌者要分别隔离治疗。

第二节 认识孩童高发的手足口病

手足口病多发生于 5 岁以下儿童,是由肠道病毒引起的传染病,发病年龄可从 4 个月的婴儿到 30 岁的成人,具有周期流行的规律,一般 2～3 年流行一次。每年 3～11 月多见,以夏秋季较多(4～6 月和 9～11 月为高峰期),全年均可有发病。肉眼可见到孩子的手、足、口腔等部位有疱疹,也有少数患儿可引起心肌炎、肺水肿、无菌性脑膜炎、脑炎等并发症,个别重症患儿如果病情发展快,可导致死亡,因此家长不可掉以轻心,以免延误病情。

一、传播方式

目前已知的能够引起手足口病的肠道病毒大约有 20 多种,在 2008 年之前的主要致病病毒为柯萨奇 A 组 16 型病毒;2008

年之后,又发现了肠道病毒71型(简称EV71),因该病毒感染引起的手足口病越来越多,且比柯萨奇A组16型病毒的毒力要强得多。

在流行期间,患者以及已经感染了病毒但本身没有症状的隐性感染者为主要的传染源。

手足口病病毒以消化道传播为主,其传播速度极快,传播范围极广。因此给家长们提个醒:手足口病可通过人群间的密切接触传播,如接触患者口鼻分泌物、疱疹液、粪便,以及接触被污染的手、毛巾、手绢、牙杯、玩具、奶嘴、餐具、床上用品、内衣等物品传播。如果几个人共同使用某些物品,就会发生日常接触传播。与患者同住一个病房最容易被感染。患者在发病后1～2周内,可通过咽部和粪便排出病毒,其他人接触被病毒污染的物品再通过鼻腔、口腔等途径而感染。因而讲究环境、食品卫生和良好的个人卫生是最重要的预防措施。

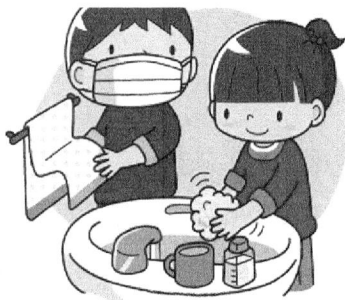

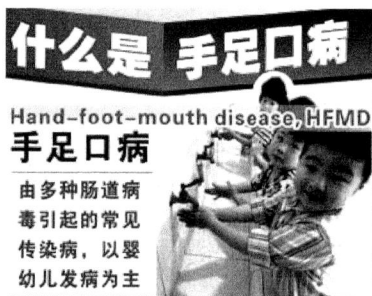

二、主要临床表现

手足口病潜伏期:多为2～10天,平均3～5天。一般都有咳嗽、流涕和流口水等,像上呼吸道感染一样,有的孩子可能有恶心、呕吐等症状,之后手、足、臀部、臂部、腿部出现斑丘疹,后转为疱疹,疱疹周围可有炎性红晕,疱内液体较少。斑丘疹手足部较多,掌背面均有。皮疹数少则几个多则几十个,消退后不留痕迹,无色素沉着,多在一周内痊愈,预后良好。部分病例皮疹表现不典型,如单一部位或仅表现为斑丘疹。

同时伴有发热,口腔内包括嘴唇、舌口腔粘膜、颊黏膜、硬腭等出现散在疱疹或溃疡,也可波及软腭、牙龈、扁桃体和咽部,出现口痛、厌食症状,口腔里的水疱很快破溃而形成灰白色的小点或灰白色的一层膜,其周围有红晕,在灰白色的膜下可以见到点状或片状的糜烂面。

少数病例(尤其是小于 3 岁者)病情进展迅速,在发病 1~5 天左右出现脑膜炎、脑炎(以脑干脑炎最为凶险)、脑脊髓炎、肺水肿、循环障碍等,极少数病例病情危重,可致死亡,存活病例可留有后遗症。

三、预防措施

1. 洗手很重要。在小朋友进食前、如厕后,要监督小朋友认真洗手;在处理小朋友的呕吐物或者更换尿布后,家长也要认真洗手。

2. 家长或小朋友打喷嚏或咳嗽时,应用纸巾掩盖口鼻(如无纸巾,可用肘关节),并将纸巾丢至垃圾桶。

3. 家长和小朋友不要共用个人物品,如毛巾、汤匙等,避免交叉传染。

4.清洗和消毒患者口鼻分泌物污染过的玩具或其他物品以及经常触碰的物品、家具和厕所是很有必要的,可用高温(>56℃)、漂白粉或紫外线照射进行消毒。

5.如果有小朋友不幸被感染上手足口病也别慌,及时就医很重要,如果病情不重可居家休息直至痊愈;没有发病的小朋友也要避免密切接触手足口病患者,以防被感染。

第三节　认识疱疹性咽峡炎

疱疹性咽峡炎与手足口病一样是一种由肠道病毒引起的常见传染病,该病主要由 A 组柯萨奇病毒引起,偶尔也有其他肠道病毒所引起的一种特殊类型的上呼吸道感染,一般通过消化道、呼吸道、接触等方式传播。该病好发于夏秋季节,发病年龄主要集中在1～7 岁,以发热、咽红、咽痛、上颚粘膜水泡为主要症状。其初期症状与一般感冒区别不大,因此容易被误为普通感冒而延误治疗。

一、临床症状

该病起病急,得病后体温迅速升高,容易导致高热抽搐。如果发生抽搐,在迅速送往医院的同时,要防止患儿在抽搐时咬伤舌头。临床特征为发热,常在 38℃ 以上,伴有咽喉痛,头痛,厌食,并常有腹痛和四肢肌痛。婴儿常发生呕吐,高热时可发生惊厥。

起病 2 日内口腔黏膜出现散在灰白色疱疹,周围有红色,疱疹破溃形成溃疡。病变在口腔后部,如扁桃体前部、软腭、悬雍垂,很少累及颊黏膜、舌、龈。其他部位不出疱疹。全身症状及咽部体征一般均在 4～6 日后自愈。很少有并发症。

二、传播途径

传播途径以粪-口途径为主,也可通过呼吸道途径(飞沫、咳嗽、打喷嚏)传播,可因接触患者粪便、口鼻分泌物、皮肤或黏膜疱疹液及被此污染的手及物品等造成传播。

三、治疗方法

疱疹性咽峡炎看起来比感冒要严重很多,但是和感冒一样,依然是无特效药的疾病。大约 7～10 天,宝宝可自愈。但是,疱疹性咽峡炎会令宝宝非常不舒服,比如咽喉痛、发烧等,还是需要采取一些对症处理的。治疗期间,患儿饮食要保持清淡,多喝温开水,并给孩子多吃一些富含维生素的蔬菜、水果等,不吃煎、炸等油腻食品。同时为防止溃疡继发感染,要保持口腔清洁,可用淡盐水漱口,还可用利巴韦林喷雾喷至咽部溃疡处或用冰硼散等吹播咽部以减轻咽痛症状。咽喉及口腔有疱疹会很疼,会影响宝宝进食,可以用温开水或盐开水给宝宝漱口,给宝宝吃一些温凉的流质或较软不需要咀嚼的食物。鼓励孩子多饮水。对于轻、中度发热,以物理降温为主。体温超过 38.5℃时,可给予退热药。此外,要注意观察孩子的手、足和臀部有无疱疹、斑丘疹出现,如发现要及时去医院确诊是否为手足口病。

四、预防措施

1. 经常洗手。孩子饭前便后、外出回家后要用流动清水及洗手液或肥皂洗手,持续至少 20 秒;洗完手后应使用独立毛巾抹干手。家长及看护人员在接触儿童前,处理儿童口腔、呼吸道分泌物及粪便后均要洗手。

2. 清洁家居。每周对地面及桌椅台面、床围栏、门把手等物体表面进行清洁擦拭;餐饮具、奶瓶每次使用前应煮沸 20 分钟或高温消毒;玩具应每周清洗消毒;尿布、毛巾、被褥等应经常换洗与晾晒。

3. 勤于通风。家中应每天开窗通风 2～3 次,每次不少于 30 分钟。

第四节　切莫忘记预防小儿麻痹症

小儿麻痹症,医学上称"脊髓灰质炎"(简称脊灰),是由脊髓灰质炎病毒引起的一种急性传染病。临床表现主要有发热、咽痛和肢体疼痛,部分病人可发生弛缓性麻痹。流行时以隐匿感染和无瘫痪病例为多,儿童发病率较成人为高,普种疫苗前尤以婴幼儿患病为多,故又称小儿麻痹症。脊灰曾在我国广泛流行,20 世纪 60 年代初期,每年约报告 2～4.3 万例。1960 年,我国成功自行研制口服脊灰减毒活疫苗,1965年开始在全国逐步推广使用。

脊灰无药可医,只能通过接种疫苗来预防。只有通过脊灰疫苗常规接种、强化免疫活动,维持高的脊灰疫苗接种率,建立免疫屏障,保护儿童免受脊灰病毒的危害。随着全国消灭脊灰规划的实施,在加强常规免疫的基础上,我国开展了强化免疫,脊灰发病率和死亡率急剧下降。我国最后一例脊灰本土野病毒病例发生于1994年。2000年10月,世界卫生组织宣布西太平洋地区成为无脊灰区域,标志着我国实现无脊灰目标,但我国维持无脊灰状态却仍面临巨大挑战。

尽管我们国家没有本土的脊灰野病毒病例,但是现在是一个全球化的时代,目前还有三个国家的本土脊灰流行,有六个国家有输入性病例引起的一些流行。我们国家与这三个国家中的两个是接壤的——巴基斯坦和阿富汗。尼日利亚虽然离我们很远,但是现在我们国家和非洲的交往日益密切,也还是有可能发生输入的风险。如果我们停止脊灰疫苗的接种,免疫屏障没有建立起来,输入脊灰野病毒以后可能就会在我们国家引起流行。2011年在新疆南疆地区,巴基斯坦的脊灰野病毒输入我国,导致该病在我国南疆地区传播,常州市疾控中心受原卫生部指派两次派专家赴南疆地区支援脊髓灰质炎的防控工作。为了避免这种情况在我们身边发生,保护广大儿童的身体健康,所以不能停止脊灰疫苗的接种。

高水平的接种率是阻断脊灰野病毒传播的重要保障。2001年以来,我国儿童脊灰常规免疫报告接种率均在98%以上,每年使1 600万儿童免受脊灰病毒危害。因此,我国在每年的12月5

日和次年 1 月 5 日开展全国消灭脊髓灰质炎的强化免疫日活动，即对所有 5 周岁以下适龄儿童开展查漏补服疫苗行动。

按照现行脊髓灰质炎疫苗常规免疫策略，首剂次采用脊髓灰质炎灭活疫苗（IPV），后续剂次采用二价脊髓灰质炎减毒活疫苗（Bopv）。家长可在完全知情同意情况下，接种国家免疫程序中的脊灰疫苗各相关剂次，也可选择自费接种含灭活脊髓灰质炎疫苗成分的联合疫苗。

一、什么是脊髓灰质炎？

脊髓灰质炎是由脊髓灰质炎病毒引起的严重危害儿童健康的急性传染病，脊髓灰质炎病毒为嗜神经病毒，主要侵犯中枢神经系统的运动神经细胞，以脊髓前角运动神经元损害为主。患者多为 5 岁以下儿童，主要症状是发热，全身不适，严重时肢体疼痛，发生分布不规则和轻重不等的弛缓性瘫痪，俗称小儿麻痹症。

脊髓灰质炎潜伏期 5～35 天，一般 9～12 天，临床上可表现多种类型，无症状型、顿挫型、无瘫痪型和瘫痪型，部分瘫痪型可引起严重后遗症。

二、脊髓灰质炎通过哪些途径传播？

脊髓灰质炎病毒主要以粪-口途径传播，感染初期主要通过患者鼻咽排出病毒，随着病程进展病毒随之由粪便排出，粪便带毒时间可达数月之久，通过污染的水、食物以及日常用品可使之播散。

三、脊髓灰质炎如何预防？

接种疫苗是预防控制脊髓灰质炎传播的最经济、最有效的方法。我国自 20 世纪 60 年代开始服用减毒活疫苗以来，发病率迅速下降，到 90 年代大部分省市发病率均降至很低水平。

我国于 2016 年 5 月 1 日起，实施新的脊髓灰质炎疫苗免疫策略，将脊灰灭活疫苗（IPV）纳入国家免疫规划，即 2 月龄时注射一剂脊灰灭活疫苗（IPV），3 月、4 月及 4 岁各口服一剂脊髓灰质炎减毒活疫苗（OPV）。

四、服用脊髓灰质炎减毒活疫苗的注意事项

1. 发热、患急性传染病、免疫缺陷、接受免疫抑制剂治疗、对疫苗成分过敏者，禁止服用。

2. 应在母乳喂养前 30 分钟或空腹 1 小时口服，忌用热水送服。

第五节　进入秋寒谨防细菌性痢疾

步入十月，几场秋雨下来，叫人感到丝丝凉意。这个季节仍需要预防细菌性痢疾。

细菌性痢疾又称"菌痢"，是由志贺菌属感染引起的一种常见肠道传染病，主要表现为腹痛、腹泻、排黏液脓血样大便等特征。

菌痢一年四季均有发生,在夏秋季节有明显的高峰。菌痢主要通过手、食品、水源或生活接触等方式经口入感染。人群对菌痢普遍易感,主要与不良卫生习惯有关。

一、为什么天气转凉还要警惕菌痢?

天气虽然转凉,但气温还未实质性下降,仍然处于较适合于细菌繁殖的时间段,容易发生菌痢。同时,由于气温下降,人们在加工食品、饮水、生吃瓜果时对卫生状况的警惕性下降,家里的剩菜未及时冷藏,导致细菌大量繁殖,或细菌大量繁殖产生毒素,极易导致细菌性食物中毒的发生。

二、生活中注意预防痢疾

1. 日常个人卫生。养成良好的洗手习惯,采取正确的洗手方法,用流动的水冲洗 30 秒至 1 分钟。

2. 食品卫生。尽量选择在正规商场采购食品,注意保质期,尽量选择购买品牌食品。

食物要彻底烧熟,尤其是肉、禽、蛋和海产品,要尽量不生食或半生食。饭菜最好要当时加工和食用,如果要食用剩饭,则要二次加热并彻底热透。

处理生的食物最好有专用的用具,做到生熟分开,储存食物时注意不让生、熟食物互相接触,如冰箱内同时放生、熟食品时,应按熟上生下的方式存放,以避免食品受到污染。

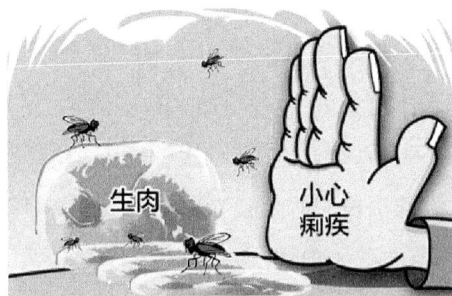

第六节　冷天当心儿童染上水痘

　　水痘是一种儿童常见的出疹性传染病,一年四季都会发病,尤以冬春季多见,常见于10岁以下儿童。因水痘主要通过呼吸道分泌物以人传人的直接接触方式感染,故在托儿所、幼儿园、小学易造成局部暴发。

　　水痘发病时会出现发热、咽痛、全身不适等症状。经过数小时到1天的时间,皮肤上就会出现皮疹。皮疹多出现于躯干,四肢比较少见。随后开始出现丘疹,1～2天后变成椭圆形、绿豆大小的水泡,3～4天疱疹干缩结痂。对少数免疫能力差的孩子来说,患水痘后可能会出现脑炎、多发性神经根炎、肺炎等严重的并发症。目前对水痘尚没有特殊的治疗方法,以对症治疗为主。

　　家长要注意,因水痘传染性较强,如果孩子生了水痘,请不要去学校,应隔离治疗。同时,水痘患儿发烧期间不要服用阿司匹林,尤其是12岁以下的儿童。因为阿司匹林有增加瑞氏综合征的危险。此情况虽少见,但后果严重。

如何预防孩子得水痘? 家里和学校要勤开窗通风,加快空气流通。教育孩子注重个人卫生,勤洗手,多运动,常吃富含维生素C 的食物,提高孩子免疫力。另外,接种疫苗是最有效和最可靠的预防和控制水痘的手段。水痘疫苗所产生的保护作用可达 7～10年,95％接种疫苗的孩子血清可产生抗体,防御力达 70％～90％。目前我国暂时还没有把水痘疫苗列入常规的计划免疫程序,父母可视情况而定是否带孩子接种疫苗。

第七节　为您解析结核病

结核病是一个很古老的疾病,至今已有几千年的历史。考古学家从新石器时代人类的骨化石和埃及 4500 年前的木乃伊上就发现了脊柱结核。它见证了时代变迁,目睹了社会翻天覆地的变化,也从过去的"不治之症"变成现在可防可控可治的疾病。肺结核是一种严重危害人们健康的慢性呼吸道传染病。当病人咳嗽、打喷嚏、大声说话时,含有结核菌的飞沫就会从嘴里喷出,浮在空气中,被健康人吸入肺泡引起感染。感染人群如果不采取预防措施,就有可能发生肺结核,这种概率是一般人的十倍。

人们对结核病有恐惧,也有不少疑惑。下面对大家的疑惑逐一解密。

疑惑一:结核病和肺结核为什么不是一回事?

结核病是由结核分枝杆菌(简称结核菌)感染后,由于人体抵抗力(免疫力)下降所引起的慢性传染病,过去人们把肺结核称为"痨病"。结核菌可以侵害人体的各种器官,如肺、肾、骨骼、胃肠道、脑膜等脏器。肺结核是由结核菌侵害肺部引起的结核病。因为结核菌主要通过呼吸道吸入传播,首先侵犯肺部,所以在结核病中,肺结核最为多见。结核病患者中大约 80％以上是肺结核,且造成结核病传播的传染源主要是肺结核病人,因此防治结核病的重点就是防治肺结核病。

疑惑二:为什么接种卡介苗后仍有一些人会得肺结核?

接种卡介苗可大大降低儿童患粟粒型肺结核、结核性脑膜炎等重症结核病的概率,但其保护作用是相对的,持续时间也有限度,一般接种卡介苗后的保护率为 67％～92％,仍有部分人接种卡介苗后会得结核病。卡介苗不能预防结核菌的感染,它主要是保护儿童感染结核菌后不发生严重的结核病,当有的人大量、反复感染了毒力强的结核菌后,仍有可能发生结核病。此外,一部分人在接种之前就感染了结核菌,则这些结核菌潜伏在感染引起的残留病灶内,由于人体免疫力下降,就会导致结核杆菌重新繁殖而发生结核病。这种因体内结核病灶中的结核菌重新繁殖引起的结核病,称之为"继发性结核",卡介苗接种对于它是没有预防作用的。多数青少年和成人结核病都属于这种继发性结核病。

疑惑三:哪些人比较容易感染上肺结核?

人感染了结核菌后不一定都会生结核病,仅有少部分人因为机体对结核菌的抵抗力弱会发病。比较容易感染结核病的人是:(1)与尚未发现和治疗不彻底的排菌的肺结核病人有密切接触的人;(2)与传染性肺结核患者有密切接触并同处一个学习、工作、居住场所的同学、同事、朋友;(3)与病人接触的医务人员;(4)在通风不良的环境如公共场所中,一旦有人发生肺结核,其他人往往会受到感染;(5)从结核病低流行地区到高流行地区工作或学习的人;(6)免疫力低下和肺功能减弱的人,如未控制的糖尿病、艾滋病、矽肺病人等。

疑惑四:结核病患者与感染者有什么不同?

人体感染上了结核菌,称为结核菌感染者,这时候因人体内的细菌受到人体免疫力的抑制,结核菌停止繁殖或处于休眠状态,所以不出现结核病的临床症状,但感染者却通过免疫系统产生了对结核菌的特异性免疫反应,一般在1~2个月可呈现出结核菌素(PPD)皮肤试验阳性,此时X线摄片不会发现结核菌。感染者不会将疾病传染给他人,但一旦感染者的免疫力下降,抵抗不了时,就有可能转化而发生结核病。

当结核菌感染者出现明显结核病临床症状的时候,如咳嗽不止、发烧、体重下降等,胸部X片检查发现肺部有活动性肺结核病变,痰细菌学检查发现结核菌,其他病理学检查发现结核病灶时,则为结核病患者,这时候,患者会将疾病传染给他人。

疑惑五:肺结核治好后还会复发吗? 为什么强调坚持规则治疗?

根据长期的科研与对大量病人治疗结果的分析发现,规则治疗可治愈95%以上的结核病人,治疗失败(指继续排菌)的仅为3%左右。不规则治疗主要包括没有坚持规律用药(间断或中断)及未完成规定疗程(提前终止了治疗),此外也包含治疗方案不合理(未联合用药)。不规则治疗只有约45%的病人治愈,50%左右的人治疗失败,病情严重可导致死亡。不规则治疗一是使肺结核病人得不到彻底治愈,治愈后复发率也高。二是病人极容易对抗结核药物产生耐药性,再度治疗效果很差,治疗的时间也会更长。三是病人成为久治不愈的慢性传染源,对家庭、社会都带来一定的危害。四是病人治疗费用会几十倍、上百倍的增加,加重经济负担。

综上所述,肺结核病人一定要在结核病定点医疗机构进行正规治疗。肺结核免费检查、治疗。

首先,假如您在常州工作、学习、生活期间,患上肺结核,可以到当地指定的结核病定点医院获得以下免费服务项目:

1. 免费检查:

(1)免费查痰:首诊3次,复查6次。

(2)免费拍片:治疗期间免费拍一次胸片。

(3)肝功能检测:治疗期间免费检测两次肝功能。

2. 免费药品:治疗期间不离开常州地区的病人可得到国家提供的免费目录清单中所有抗结核药品(结核病定点医院根据处方发放),如需离开常州的患者可到新居住地结核病防治机构办理相关手续以重新获取。

其次,与肺结核病人经常接触者,或病人家属等,如发现有咳嗽、咳痰超过2周或者咯血、血痰等肺结核可疑症状时,可以到指定的结核病定点医院进行免费胸透检查(有筛查必要的话同时也可提供免费查痰检查)。

疑惑六:肺结核治愈后还会传染给别人吗?

只要按照规定的治疗方案和疗程治愈恢复的患者,就不会有传染性。

疑惑七:当身边的人确诊为肺结核时,应该怎么办?

如果身边的人被确诊为肺结核,那么您要小心了。由于您与患者接触较多,则患上肺结核的可能性就很大,因此要特别注意了,如果出现 2 周以上的咳嗽、咳痰的症状,应及时到医疗机构就诊。

疑惑八:肺结核会遗传吗?

现在得了病最怕的是遗传,可见大家对下一代何其重视啊。结核病不是遗传病,是不会通过生育传给下一代的。不过还是要小心,它主要通过空气飞沫传播,因此很容易在家庭环境传播,所以如果患病,还是要做好防护,保护自己更要保护家人。

疑惑九:儿童结核病患者治疗时应注意哪些问题呢?

儿童的自律性比不了大人,因此需要大人采用各种方法鼓励或督促他们服药,同时要注意在家休息,不要入托、入学,以避免传染给其他小朋友。

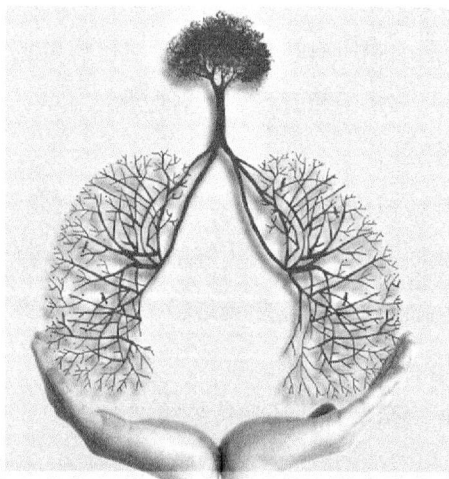

结核病防制专业人员提醒,结核病的防治措施有:生活规律,合理饮食,劳逸结合,常开窗通风,保持乐观情绪,常锻炼身体增强体质,积极隔离并治疗活动性肺结核病人等。舒适的家居环境和

健康的生活习惯对结核病患者很重要,同时,良好的卫生习惯、生活起居、饮食、睡眠和情绪等也是结核病康复过程中不可缺少的因素。

家居环境:患者有条件者最好是独居一室,条件不允许者可采用分床睡觉,避免或减少传染。床铺是病人休养的重要场所,要保持整洁、柔软和美观,使病人感到温暖舒适。需要指出的是,脊椎结核病患者需睡硬板床。卧室最好向阳,充足的阳光使患者心情舒畅,情绪稳定,精神振奋,对患者康复大有好处。温暖的环境利于改善心肺功能。室内要通风良好(每日 2～3 次,每次 30 分钟以上),利于保持空气新鲜,以增加空气中的氧气含量,降低二氧化碳浓度和微生物的密度。室内温度和湿度也要经常注意调整,保持适宜的水平。室内摆设力求简单、明快,便于清洁。物品放置以患者习惯与取用方便为原则。患者生活用品宜专用,便于消毒处理。

生活习惯:务必养成讲究卫生的良好习惯。肺结核患者在家咳嗽、打喷嚏、说话时要用手帕遮住口鼻,在公共场所要戴口罩,可以防止带菌飞沫喷出。痰要咳在纸巾里,也可咳在装有含氯消毒液或石灰粉的容器里。务必做好起居如常,生活应顺应生物钟的节拍,吃饭、睡觉、学习、休息、适量工作和活动,都要有序,养成习惯,形成规律,就会在大脑皮层产生相应的条件反射,以保证内脏器官有条不紊地工作,促进机体康复。务必做到禁烟忌酒。吸烟会影响肺结核病灶愈合,烟雾进入肺内后,除能直接引起肺部损伤抑制肺脏防御机能外,还可加速药物代谢,降低人体对药物的吸收和利用,从而直接影响抗结核药物的治疗效果。酒对肝脏是一种毒物。饮酒是抗结核治疗的天敌,因为饮酒会加重肝脏负担,易出现肝脏损害和药物毒副反应。饮酒也会导致机体营养不良和免疫力低下,影响抗结核疗效。酒精可使血管扩张,加重患者咳嗽症状,也有引起咯血的可能。

休息与睡眠:合理休息与充分睡眠可以保持较好的免疫力,直接关系到结核病的治疗效果。休息可以减少体力消耗,减少肺脏运动,同时也有利于延长药物在病变处存留时间,利于病灶组织修复。休息包括体力休息和精力休息,二者缺一不可。体力休息的程度应视病情而定。当有发热、盗汗、咳嗽、咯血等症状时应卧床休息;恢复期后应注意休息。要使精神放松,解除疾病、工作、生活的各种负担,只有精神上得到休息,才能保证体力上的休息。充分睡眠,使机体获得充分的能量来修复疾病所造成的损害。一般每晚睡眠应保证 8 小时,午休 1 小时。晚饭勿过饱过咸,睡前勿饮浓茶,可用热水泡脚,饮用一杯热牛奶,有助提高睡眠质量。

保持乐观情绪:乐观情绪是机体内环境稳定的基础,保持内环境稳定是结核病患者自身精神治疗的宗旨。所以,结核病患者应抱有"既来之,则安之"的稳定情绪,保持性格开朗,对疾病抱有必胜信念,利于治疗和病体康复。反之,过于忧郁、恐惧、脆弱、情绪波动,则直接影响疾病恢复。

第八节　小心孩子染上猩红热

猩红热是一种多见于 3～15 岁儿童的传染病。因此,每当开学季来到的时候,家长们别忘了注意孩子们的卫生和健康,防范猩红热等呼吸道传播的传染病。

一、认识猩红热

猩红热是一种 A 群溶血性链球菌感染引起的急性呼吸道传染病。人类是 A 族链球菌的唯一宿主。

二、流行规律及传播途径

据中国疾控中心的数据显示,猩红热一年四季都可发病,但以春季的 4～5 月和冬季的 11～12 月多见。人群普遍易感,猩红热的发热人群以 3～15 岁的儿童和青少年为主,因而易感人群较为集中的单位主要是幼托机构和小学。

患者和带菌者是主要传染源,经由空气飞沫传播,也可经由皮肤伤口接触感染。A 群溶血性链球菌可侵及人体任何部位,以侵入上呼吸道多见,常常存在于鼻咽部,并且会在粘膜表面分泌和生长繁殖,人在咳嗽、大声说话、喊叫的时候会将带细菌的飞沫散布到空气中。接触了被病人污染过的食物、食具、玩具、手巾、衣被等,也能受到这种细菌的传染,不过这种间接传染还是比较少见的一种传播途径,病菌有时还可以通过外伤侵入人体而使人发病。

三、临床表现

患者有发热、咽颊炎、全身弥漫性鲜红色皮疹和疹退后明显的脱屑、"杨梅舌"等症状,严重者可导致中毒性心肌炎、中毒性休克等。细菌菌体及其产生的毒素和蛋白酶均参与致病过程,引起一系列化脓性、中毒性和变态反应性病变。由于细菌产生的致热外毒素(红疹毒素)的作用,可引起全身毒血症表现。一般分四期。

潜伏期:2～5天,也可少至1天,多至7天。此期细菌在鼻咽部繁殖。

前驱期:1天左右。大多骤起畏寒、发热,重者体温可升到38℃～40℃,头痛、咽痛、恶心呕吐。咽红肿,扁桃体上可见灰白色点状或片状分泌物。软腭充血水肿,并可有米粒大的红色斑疹或出血点,即黏膜内疹,一般先于皮疹而出现。婴儿可有谵妄和惊厥。

出疹期:发病12～36小时出现皮疹,为猩红热最重要的症候之一。个别延长到2天后出疹。偶有迟至第5天出疹。从耳后、颈底及上胸部开始,1日内即蔓延及胸、背、上肢,最后及于下肢,少数需经数天才蔓延全身。典型的皮疹为在全身皮肤充血发红的基础上散布着针帽大小、密集而均匀的点状充血性红疹,手压时全部消退,去压后复现。偶呈"鸡皮样"丘疹,中毒重者可有出血疹,患者常感瘙痒。在皮肤皱褶处如腋窝、肘窝、腹股沟部可见皮疹密集呈线状,称为"帕氏线"。面部充血潮红,可有少量点疹,口鼻周围相形之下显得苍白,称"口周苍白圈"。病初起时,舌被白苔,乳头红肿,突出于白苔之上,以舌尖及边缘处为显著。2～3天后白苔开始脱落,舌面光滑呈肉红色,并可有浅表破裂,乳头仍突起,称"杨梅舌"。皮疹一般在48小时内达到高峰,2～4天可完全消失。重症者可持续5～7天甚至更久。颌下及颈部淋巴结可肿大,有压痛,一般为非化脓性。出疹时体温更高,皮疹遍布全身时,体温逐渐下降,中毒症状消失,皮疹隐退。

恢复期:退疹后一周内开始脱皮,脱皮部位的先后顺序与出疹的顺序一致。躯干多为糠状脱皮,手掌足底皮厚处多见大片膜状脱皮,甲端皲裂样脱皮是典型表现。脱皮持续 2～4 周,不留色素沉着。

四、预防措施

目前,尚无针对猩红热的疫苗,因而,预防猩红热还是以加强儿童个人卫生和环境卫生为主。首先,儿童应保持双手清洁,使用正确的方法洗手,打喷嚏或咳嗽的时候应掩着口鼻,并妥善清理分泌物,然后马上洗手。其次,在疾病流行的时候,儿童要尽量避免前往人群密集的场所。再者,如果孩子出现发热、咽喉痛和出疹等症状,家长要立即带孩子前往医院就诊。最后,家长要做好家庭环境的清洁,保持室内通风换气,每天对孩子用过的文具、玩具和餐具进行清洁消毒。

这种疾病高发期间,托儿所、幼儿园、学校等场所应该做好清洁护理工作,一旦发现有患儿,应该及时的做好隔离治疗工作。对与猩红热患者密切接触者,应严密观察。

第九节　秋冬季节要注意预防孩子染上麻疹

"麻疹"这个有着悠久历史的呼吸道疾病再次引起了大家关注。其典型症状是口腔颊黏膜周围灰白色小点和耳后、发际边缘的玫瑰色丘疹。古人云"未雨绸缪,防患于未然",秋冬季节,提醒广大市民要特别注意预防麻疹。

一、麻疹是什么?

麻疹是一种具有高度传染性的病毒性疾病,麻疹病毒是引起麻疹的病原体,通过感染者口、鼻、喉中的飞沫传播。大部分感染者是儿童,感染后 10~12 天后表现为高烧、咳嗽、流鼻涕、红眼,脸部出现红疹,然后蔓延至全身。麻疹没有特殊治疗方法,大部分人会在数周内康复。

二、麻疹的易感人群有哪些?

以往调查中发现,麻疹发病者为 5 岁以下儿童,尤以 1~2 岁最多;现在患麻疹者大多是 8 个月以内婴儿和 7 岁以上学龄儿童。不过近几年发现,成人麻疹的发病率呈现上升趋势。

三、麻疹的典型症状是什么?

以前麻疹具有"烧三天,出疹 3~5 天,退 3 天"的特征,而现在这个特征不再那么明显,出疹时间有时提前或延迟。

前驱期:一般潜伏期 10 天(7~21 天)过后,体温可突然升高至 40℃~40.5℃,患儿可有流涕、喷嚏、咳嗽、流泪、畏光、眼结膜炎等症状。发热 2~3 天后,口腔颊黏膜周围可见 0.5~1 毫米左右灰白色小点(柯氏斑),这是早期诊断麻疹的标志。

出疹期：多在发热后 3～4 天出现皮疹，始见于耳后、颈部、沿着发际边缘，24 小时内向下发展，第 3 天皮疹累及下肢及足部。皮疹为玫瑰色丘疹，疹间有正常皮肤。

恢复期：皮疹出齐后，体温下降，皮疹依出疹的顺序逐渐在 2～3 周消退。

四、怎样预防麻疹?

麻疹病人是唯一的传染源。患麻疹后可获得持久免疫力。预防麻疹最好的方法是接种疫苗。

麻疹为呼吸道疾病，主要通过近距离空气飞沫传播，建议儿童、体弱多病的老人及其他身体免疫力低下的市民尽量避免待在相对密闭、人员拥挤、空气不流通的公共场所中，如果非去不可，那么要戴上口罩保护好自己。

此外，市民要养成良好的卫生习惯，多洗手、勤运动，提高自身机体免疫力才是"王道"。暖暖的空调虽然可以帮助我们将凛冽的寒风拒之门外，但也阻碍了我们呼吸户外新鲜空气的机会。建议大家即使再冷，也要每天保证足够的开窗通风时间，偶尔吹吹冷风，也有点与人不同的"文艺范"，不是吗?

如果出现了发热、红色皮疹、咳嗽等症状，要尽快到医院诊治。到医院就诊时，要戴上口罩。如果被诊断为呼吸道疾病，那么应根据医嘱住院或居家隔离休息和治疗，防止将病毒传染给自己的家人或同事。

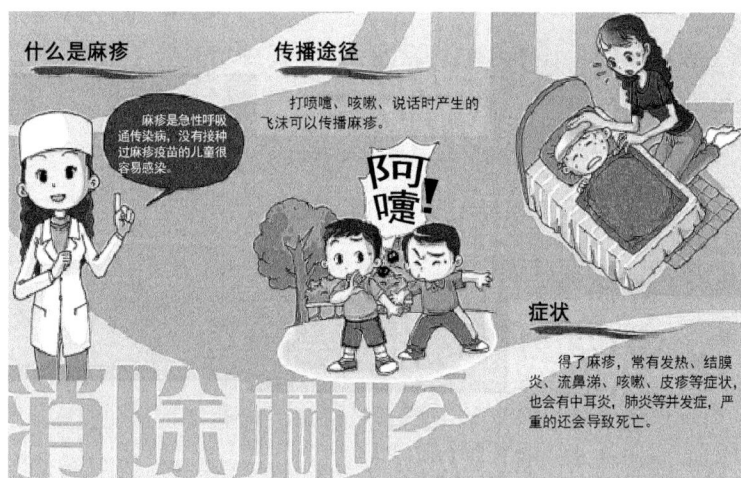

什么是麻疹

麻疹是急性呼吸道传染病，没有接种过麻疹疫苗的儿童很容易感染。

传播途径

打喷嚏、咳嗽、说话时产生的飞沫可以传播麻疹。

阿嚏！

症状

得了麻疹，常有发热、结膜炎、流鼻涕、咳嗽、皮疹等症状，也会有中耳炎、肺炎等并发症，严重的还会导致死亡。

消除麻疹

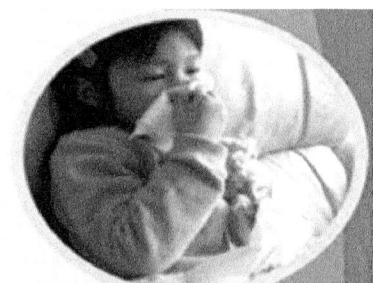

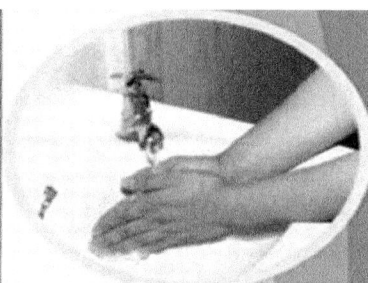

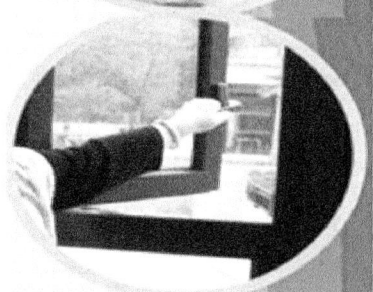

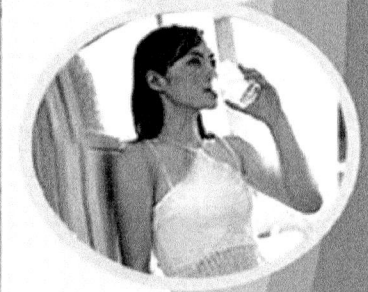

第十节　流行性腮腺炎防治知识

流行性腮腺炎俗称痄腮,以冬、春季常见,四季均可流行。

一、什么是流行性腮腺炎?

是由腮腺炎病毒引起的急性呼吸道传染病,其特征为腮腺的非化脓性肿胀、疼痛,伴发热,并累及各种腺组织及各种脏器。腮腺炎病毒仅有一个血清型,呈球形,直径为 100～200 微米,属副黏液病毒科。该病毒与副流感病毒有共同的抗原,故有轻度交叉反应。从患者的唾液、脑脊液、血、尿、脑组织及其他组织中均可分离出病毒。

二、流行性腮腺炎是通过哪种方式传染给儿童的?

主要传播方式是通过空气飞沫侵入人体上呼吸道粘膜,可由唾液排出。被唾液所污染的食具、玩具等在短时间内接触儿童的口腔能引起感染。

三、哪些人具有传染性?

主要为病人和隐性感染者。腮腺炎患儿在腮腺肿胀的前 7 天至后 9 天都具有传染性,主要是唾液的飞沫内含有病毒。另外有些人感染后有轻微症状或无症状属隐性感染也同样具有传染性。

四、流行性腮腺炎流行特征有哪些?

全年均可发病,但以冬春二季为高峰,呈流行或散发,在集体人群中常形成暴发流行。1 岁以内发病较少,5~9 岁最多,10~14 岁下降,成人中也可发病。

五、流行性腮腺炎的临床表现有哪些?

潜伏期 14~25 天,平均 18 天。起病急、发热、畏寒、头痛、咽痛、全身不适,1~2 月后腮腺开始肿痛,一般为低热或中度发热,少数体温达 39℃~40℃。腮腺肿大以耳垂为中心,边缘不清,有弹性或为轻度触痛,局部皮肤紧张发亮但不红,表面发热但不化脓。全程 10~14 天。青春期男性患者可并发睾丸炎。最严重的并发症是脑膜脑炎,还可并发胰腺炎、心肌炎、乳腺炎等。偶有重症因呼吸、循环衰竭致死者。少数病例可发生一侧永久性感音性耳聋。

六、流行性腮腺炎防治措施有哪些?

1. 注射麻腮风疫苗等含有腮腺炎病毒成分的疫苗。

2. 一旦小儿得了腮腺炎,应隔离至腮腺肿胀完全消退后才可入托或上学。由于腮腺炎易在人群集聚的学校、托幼机构中流行,因此应加强晨检工作,发现有发热、腮腺肿大的患儿要及时居家隔离,并到正规医院治疗。

3. 隔离患儿直至腮肿消退为止。

4. 养成良好的个人卫生习惯,做到勤洗手、勤通风、勤晒衣被、勤锻炼身体、多喝水。

5. 少吃一些辛、辣、煎炒的食品。

6. 患儿的鼻咽分泌物、毛巾和食物要消毒煮沸。

第十一节　冬春季节防范流感

冬春季节是流感的高发期,如果在工作、学习和生活中不注意保暖和养成良好的卫生习惯,则很容易被流感侵袭。流感重在预防,由于人群对流感病毒普遍易感,与年龄、性别、职业等无关,对这样一个高度易感的疾病,要预防必须隔离传染源、切断传播途径,对易感人群进行必要的教育并采取有效的措施。

一、什么是流感?

流行性感冒(简称流感)是由流行性感冒病毒(简称流感病毒)引起的急性呼吸道传染病,临床表现为发热、头痛、肌痛、乏力、鼻炎、咽痛和咳嗽,可有肠胃不适,早期与传染性非典型肺炎的鉴别诊断困难。流感能加重潜在的疾病(如心肺疾患)或者引起继发细菌性肺炎或原发流感病毒性肺炎,老年人以及患有各种慢性病或者体质虚弱者患流感后容易出现严重并发症,病死率较高。

二、怎样预防流感?

1. 打喷嚏有讲究。一旦着凉,打喷嚏是在所难免的,但要考虑下自己的形象和周围人的健康。打喷嚏或咳嗽时应用手帕或纸巾掩住口鼻,避免飞沫污染他人。

2. 勤洗手很重要。感冒病毒在手上能存活 70 个小时。感冒患者在擤鼻涕、挖鼻孔时会将病毒沾在手上,健康人若与患者握手或在公共场所接触了患者触摸过的物品,手上就会带有感冒病毒,所以勤洗手十分必要。要使用肥皂或洗手液并用流动水洗手,不用污浊的毛巾擦手。双手接触呼吸道分泌物后(如打喷嚏后)应立即洗手。

3. 自觉做好相关隔离防护。流感病人是主要的传染源,自潜伏期末即有传染性,病初 2~3 天传染性最强。病毒存在于病人的鼻涕、口涎、痰液,并随咳嗽、喷嚏排出体外。因此提倡流感患者在家或外出时佩戴口罩,以免传染他人。流行期间,健康人群也建议减少出入公共场所的机会,并做好相关防护措施。

4. 注意保暖。尽管老人常说的"春捂秋冻"有一定的科学道理,但是也要因人而异,依据实际天气而定。喜欢户外运动的朋友们在运动后要尽快擦干汗液,更替衣物。

5. 开窗通风。每天要开窗通风数次(冬天要避免穿堂风),保持室内空气新鲜。在流感高发期,尽量不到人多拥挤、空气污浊的场所,必须去时,最好戴口罩。

6. 均衡饮食。宜清淡少油腻饮食,选择容易消化的流质饮食如白米粥、小米粥、小豆粥、菜汤、蛋汤、蛋羹、牛奶等。保证水分的供给,可多喝酸性果汁如山楂汁、猕猴桃汁、红枣汁、鲜橙汁、西瓜汁等以促进胃液分泌,增进食欲。少食甜腻、辛热、烧烤煎炸、刺激性强的食物。

7. 合理睡眠。适量运动、充足休息,避免过度疲劳。人在睡眠时体内会产生一种有提高免疫力作用的物质。因此感冒病人保证充足睡眠十分重要。

8. 及时就诊。当出现发热等不适症状持续加重时,要及时到医院诊治。就诊时要戴好口罩避免交叉传染。

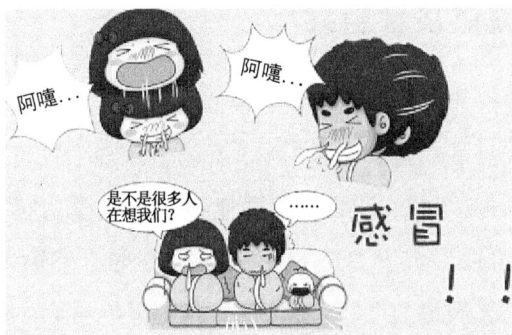

9. 接种流感疫苗。流感疫苗可以减少流感的发病率。流感疫苗是根据病毒的变化来制造的,联合国世界卫生组织在世界各地建有 110 个流感监测点,其中有 7 个建在我国,负责监测和预测流感暴发和流感病毒的变异。由于流感病毒不断发生变异会影响疫苗效果,因此,接种疫苗应根据流行季节而定,一般在流行季节前 1~3 个月内接种。

10. 必要时做好消毒。患者的餐具、用具及口罩等可煮沸;衣物可暴晒 2 小时。病房用 1‰含氯石灰(漂白粉)澄清液喷洒。流行期公共场所应加强通风,用乳酸熏蒸或含氯石灰液喷洒。

第十二节　冬春季节防范高致病性禽流感

冬春季节是人感染禽流感的高发季节,如何防范并保护好自己不被感染,了解禽流感的相关知识很重要。

一、禽流感及其由来

流感病毒表面有 H 和 N 两种表面糖蛋白,不同 H 和 N 组合成不同亚型的病毒。目前,科学家已经发现 HA 可以分为 1～16 种亚型,NA 可以分为 1～9 种亚型。理论上,这两种物质随机组合,就可以形成一百多种不同类型的禽流感病毒。常见的人感染禽流感病毒有 H7N9、H5N1 和 H5N6 等,病毒主要侵犯肺部。

禽流感病毒并没有超常的稳定性,灭活它们并不困难。它们怕热,在 56℃时只需 3 分钟、在 100℃时 1 分钟就能被杀死;对化学消毒药品也很敏感,75％的酒精 5 分钟、3％的石炭酸 3 分钟就能杀灭它们;怕阳光中的紫外线;怕洁净、怕干燥,它们在外界的生存能力薄弱,在新鲜空气里很快丧命。

据资料记载,1878 年在意大利发生了禽流感。1955 年,科学家证实其致病病毒为甲型流感病毒。此后,这种疾病被更名为"禽流感"。世界卫生组织公布,自 1996 年至 2012 年,荷兰、意大利、加拿大、美国、墨西哥、英国都报告过人类感染 H7 流感病毒的病例,大部分感染和家禽中暴发的流感有关,这些感染主要导致结膜炎和轻度上呼吸道症状,唯一一宗死亡病例发生在荷兰。1997年,禽流感病毒出现了 H5N1 新的变异亚型并传染给人类,并在中国香港地区暴发,大批家鸡死亡,一名 3 岁的男童被感染而死亡,是全球首例人类感染 H5N1 死亡的个案。

二、临床表现

人感染禽流感病程发展迅速,病情迅速恶化,病死率近 40%,远远高于感染季节性流感。大多数感染 H5N1 禽流感的病例为年轻人和儿童;H7N9 则更青睐有基础疾病(如慢性心肺疾病)的老年人,男性多于女性。吸烟者的肺功能不好,发病死亡风险更高。感染禽流感潜伏期一般为 7 天以内,平均 3~4 天。发病急,初期一般表现为流感样症状,如发热、咳嗽、气短,可伴有头痛、肌肉酸痛、腹泻等全身症状。重症患者病情发展迅速,多在发病 3~7 天出现重症肺炎,体温大多持续在 39℃ 以上,出现呼吸困难,可咯血痰。常快速进展为急性呼吸窘迫综合征、脓毒症、休克、意识障碍,甚至多器官功能损伤。

三、感染途径

人感染禽流感的发生与禽类、相关外环境中禽流感病毒检出水平密切相关,也表现为冬春季高发、夏季低发的特点,周期性明显。权威调查分析显示,携带和传播禽流感病毒的途径有候鸟的迁徙、牲畜的运输、家禽和笼鸟运输、合法或非法的鸟类贸易以及人类的交通等。

禽流感病毒可在凉爽和潮湿的条件下存活较长时间,如在禽类粪便和鼻腔分泌物中存活。携带病毒的禽类或污染的环境,如活禽市场,是人类感染的主要来源,主要经呼吸道或密切接触禽类分泌物或排泄物而感染。

患者的体液、分泌物等能够排出病毒,家人之间无防护的密切接触也可能导致感染,但目前未发现禽流感有持续人传染的证据。

四、如何预防

尽管禽流感的感染来源及传播模式尚不能确定,但是为了谨慎起见,还是提倡采取以下基本卫生行为以防止感染。

1. 手部卫生。接触禽鸟或其粪便后要及时用肥皂和流动水洗手,不要用不干净的手触摸眼睛、口鼻。在准备食物时、吃东西之前、使用卫生间之后、处理动物或者动物排泄物时、手脏时、照顾家中病人时要洗手。

2. 呼吸卫生。在咳嗽或打喷嚏时,用医用口罩、纸巾、袖子、肘部遮盖口鼻,用过的纸巾在使用后尽快扔入有盖垃圾箱,在接触到呼吸道分泌物后采取手部卫生措施。

3. 尽量避免去活禽市场或摊档,不购买活禽、不自行宰杀活禽,要购买、食用有检疫证明的鲜、活、冻禽及其产品。

4. 如在野外发现生病或死亡的野鸟,不要轻易接触,应及时报告所在地区的野生动物(林业)管理部门。

5. 注意饮食卫生,禽肉、禽蛋等一定要煮熟煮透食用。注意厨房卫生,砧板做到生熟分开。

6. 养成良好的个人卫生习惯,注意生活、工作环境整洁、通风。

7. 加强体育锻炼,保持充足睡眠,避免过度劳累,注意保暖,注意饮食多样,均衡营养。

8. 若有发热及呼吸道症状,应戴上口罩,尽快到正规医疗机构诊治,并告诉医生发病前有无禽类接触史、是否去过活禽市场、近期去过哪些地方旅行等。

9. 从事家禽养殖、运输、销售、宰杀等的职业人群在接触禽类时要做好个人防护(戴手套、口罩、穿工作服等),接触后注意用消毒液和清水彻底清洁双手。发现病、死禽及时报告动物卫生管理部门,以及时妥善处理。

第十三节　儿童如何预防流行性乙型脑炎

乙型脑炎病毒的病原体 1934 年在日本发现,故又名日本乙型脑炎。1939 年我国也分离到乙脑病毒,中华人民共和国成立后进行了大量调查研究工作,改名为流行性乙型脑炎。该病是一种以脑实质炎症为主要病变的中枢神经系统急性传染病,起病急、病情重、且病死率高,多见于夏秋季,临床上急起发病,有高热、意识障碍、惊厥、强直性痉挛和脑膜刺激征等,重型患者病后往往留有后遗症。

一、传染源及流行特征

流行性乙型脑炎(简称乙脑)是一种自然疫源性疾病,这种疾病人畜共患。乙脑病毒可以感染猪、马、牛、羊、驴、骡、狗、猫等家畜,也可感染鸡、鸭、鹅等家禽,野生动物如猴、小白皮鼠、田鼠、蝙蝠等也可被感染。被感染后的动物都是传染源,其中猪和马是最重要的传染源。本病主要分布在亚洲远东和东南亚地区,经蚊叮咬传播,属于经血液传染的疾病,多发生于 10 岁以下儿童。

二、临床表现

人感染乙脑病毒后潜伏期为 4～21 天,病人症状以高烧、惊厥、昏迷为主要特征,病程一般可分为三个阶段:

1. 初期。起病急,此期持续时间一般为 1～6 天。主要表现为全身不适、头痛、发烧,常伴有寒战,初起体温在 38℃～39℃,但在 1～2 天内可以快速上升至 39℃～40℃。头痛常较剧烈,伴有恶心、呕吐(呈喷射状)。

2. 极期。又称急性脑炎期,最突出的症状是持续高烧,体温持续高达 39℃～40℃以上,中枢神经感染加重,出现明显的意识障碍,如神志恍惚、昏睡和昏迷、惊厥或抽搐,颈项强直,受影响肢体出现麻痹,有的出现呼吸衰竭而死亡。神经系统检查巴宾斯基征阳性,跟腱反射阳性。

3. 恢复期。在此期神经系统症状逐渐缓解,体温和脉搏等逐渐恢复正常。

4. 后遗症期。少数重病病人半年后仍有精神神经症状,为后遗症,主要表现为意识障碍、痴呆、失语、肢体瘫痪、癫痫等,癫痫可持续终生。积极治疗可以不同程度恢复。

三、实验室检查

1. 脑脊液。压力增高,呈非化脓性炎症改变(外观清亮,蛋白轻度增高,糖与氯化物正常,白细胞增高,多在 $50\sim500\times10^6$/升,早期多核细胞为主,后期单核细胞为主。

2. 一个月内未接种过乙脑疫苗者,血或脑脊液中抗乙脑 IgM 抗体阳性。

3. 恢复期血清中抗乙脑 IgG 抗体或中和抗体滴度比急性期有 4 倍以上升高者,或急性期抗乙脑 IgG 抗体阴性,恢复期阳性者。

4. 乙脑病毒分离。从脑脊液、或脑组织、或血清分离乙脑病毒阳性。

四、乙脑的治疗原则

目前尚无特效抗病毒药物,治疗不及时病死率高达 $10\%\sim20\%$,部分病人(约 30%左右)遗留不同程度的后遗症,如痴呆、半身不遂、精神失常、记忆力和智力减退等。因此,早期发现、早期诊断、早期治疗对降低病死率和致残率是很重要的。治疗主要是对症、支持、综合治疗。必须重视对症治疗,要认真把好"三关",即高热关、惊厥关和呼吸衰竭关。具体包括针对降温、镇静、防止呼吸衰竭的治疗。此外,支持治疗和综合治疗亦应重视,给予认真细致的护理和高热量多维生素的营养性流质,保持水和电解质平衡,预防继发感染等。

五、预防与控制措施

1. 免疫接种。接种乙脑疫苗以提高人群免疫力是预防乙脑的重要措施之一。接种对象是流行区的儿童及从非流行区到流行区的敏感人群。目前有灭活疫苗和活疫苗两种。为了确保疫苗接种效果,接种时间应在流行季节前1~3个月完成。儿童经初次基础免疫后应按规定加强免疫。疫苗在运输和储存过程中均应在4℃保存,以保证其有效性。

2. 讲究家居环境卫生。改善家畜、家禽的棚舍卫生状况。

3. 灭蚊防蚊。灭蚊要强调一个早字,最好在乙脑流行前1~2个月开展一次灭蚊,在农村重点是消灭牲畜棚(特别是猪圈)的蚊虫。病家周围进行药物快速灭蚊。做好常规的家居防止蚊虫叮咬,可用蚊帐、驱蚊剂等避免蚊虫叮咬。

4. 及时隔离和治疗患者。隔离期至患者体温正常为止。

第十四节　甲型肝炎防治知识

甲型肝炎(简称甲肝)是由甲型肝炎病毒(HAV)引起的传染性很强的消化道传染病。

一、人感染了甲型肝炎，有哪些主要症状？

易感人群在感染甲型肝炎病毒后 15～40 天(平均 28 天左右)即可出现症状。典型症状为发病初期常有乏力、厌食、恶心、呕吐等，随后出现黄疸，小便深黄，大便灰白，皮肤巩膜黄染，肝脾肿大，体温升高。甲肝病人还可出现腹泻、肌肉疼痛、咽炎等。而大部分受感染个体在临床上是没有症状的。

二、甲型肝炎病毒的传染源和宿主是什么？

甲型肝炎病毒的宿主主要是人类、猕猴、人猿等灵长类动物，传染源为甲肝患者和隐性感染者。

三、甲型肝炎是怎样传染给人的？

甲型肝炎主要经粪-口途径传播，当甲肝患者和隐性感染者的粪便污染了水源、食物、手、餐具等，病毒经口摄入，或因密切接触、昆虫携带等，经消化道传播给健康人。甲肝病毒在病人发病前2～3周就开始从粪便中排出，而具有传染性，黄疸出现时达到最高峰，然后迅速下降和消失。

甲型肝炎也可通过其他途径传播，如性传播、母婴传播、血液传播等，但这些都不是主要的传播途径。

四、哪些人容易感染呢？

1. 职业易感人群。(1) 处理污物或污水的工人。(2) 食品行业从业人员。(3) 与儿童接触的工作人员。如在托儿所、幼儿园、学校等工作的人员。(4) 医务工作者。(5) 实验室从事检验的人员。(6) 生活在低传染地区到中度或高度流行地区旅行、出差的商人、外交人员、军人等。

2. 个体易感者。(1) 常与携带甲型肝炎病毒的人接触的人，如集体、监狱、多人口家庭。(2) 儿童。(3) 患慢性肝病的人，他们对甲型肝炎病毒十分敏感。(4) 多次输血的人。(5) 静脉吸毒者。(6) 男性同性恋者。

五、什么季节容易感染？

甲型肝炎一年四季均可发病，但以秋冬及早春季节发病率高，可能与秋冬大量上市的水产品有关。毛蚶、醉蟹等引起的甲型肝炎暴发都发生于冬春；早春甲型肝炎增多，可能与春节期间人口流动频繁有关。

六、人感染了甲型肝炎，如何治疗？

1. 休息。急性肝炎的早期应住院或就地隔离治疗休息。
2. 饮食。急性肝炎食欲不振者，应进易消化的清淡食物，有明显食欲下降或呕吐者，可静脉滴注葡萄糖。

3. 药物治疗。目前治疗急性肝炎的中西药物疗效无明显差别，各地可根据药源，因地制宜就地选用适当西药或中西药进行治疗。不主张常规使用肾上腺皮质激素治疗急性肝炎。

4. 重型肝炎应加强护理，密切观察病情变化，采取阻断肝细胞坏死、促进肝细胞再生、预防和治疗各种并发症等措施，以阻断病情恶化。

七、如何预防甲型肝炎感染？

1. 控制传染源。（1）杀灭甲肝病毒。甲肝病毒在一般环境中，可存活1个月，98℃加热1分钟、紫外线照射、含甲醛或氯的去污剂都可将它灭活。甲肝病毒在水生贝类里能存活3个月左右，污染严重的水即使用常规氯浓度亦不能杀灭病毒，故要将食物或饮用水煮熟煮透。（2）早发现早隔离。对病人应注意早期隔离及消毒排泄物，隔离期限一般不少于30天或黄疸出现后2周，对幼托机构的病人应隔离40天。疑似病人及密切接触者要进行医学观察4～6周。可用漂白粉、氯胺、液氯、过氧乙酸对病人粪便等排泄物进行处理，日常生活用品可用"84消毒液"浸泡，或在阳光下暴晒2小时。

2. 切断传播途径。要强调饭前便后洗手，实行分食制，不吃生的或未煮熟的泥蚶、牡蛎等食物，不饮生冷水，加强对饮食摊点的卫生监督及餐具的消毒，餐具应煮沸或蒸汽消毒至少20分钟。

3. 保护易感者。对易感人群注射甲型肝炎疫苗。

第十五节 乙型病毒性肝炎防治知识

一、什么是乙肝？

乙型病毒性肝炎，简称乙肝，是一种由乙型肝炎病毒（HBV）感染机体后所引起的疾病。乙型肝炎病毒是一种嗜肝病毒，主要存在于肝细胞内并损害肝细胞，引起肝细胞炎症、坏死、纤维化。乙型病毒性肝炎分急性和慢性两种。急性乙型肝炎在成年人中90％可自愈，而慢性乙型肝炎表现不一，分为慢性乙肝携带者、慢性活动性乙型肝炎、乙肝肝硬化等。据 2006 年全国肝炎流行病学调查，我国目前乙肝病毒携带率为 7.18％，其中约三分之一有反复肝损害，表现为活动性的乙型肝炎或者肝硬化。随着乙肝疫苗的推广应用，我国乙肝病毒感染率逐年下降，5 岁以下儿童的 HBsAg 携带率仅为 0.96％。

二、乙肝的临床表现有哪些？

乙型肝炎潜伏期平均为 70 天（30～180 天），急性乙型肝炎起病较慢，常无发热，会出现全身乏力、食欲不振、厌油、恶心、呕吐、肝区痛、腹泻等症状，并会出现黄疸，可持续 2～6 周。部分急性乙型肝炎患者会发展为慢性肝炎。

三、乙肝主要有哪些传播途径？

1. 血液传播。如输入被感染的全血、血浆、血清等血制品或其他血源性传播。

2. 母婴传播。如孕妇带毒者通过产道对新生儿垂直传播以及妊娠晚期发生肝炎的孕妇对胎儿的感染等。

3. 医源性传播。补牙、修面、修脚，医疗器械如针具、口腔器材、内镜等被乙肝病毒污染后消毒不彻底或处理不当，可引起传播。血液透析也是乙型肝炎传播的途径。

4. 性接触传播。性滥交、同性恋和异性恋之间的亲密性行为是重要的乙肝病毒传播途径，这种传播亦包括家庭夫妻间的传播，夫妻之间的无防御措施的性行为传播率大概在 14% 左右，具体因人而异。

5. 生活密切接触传播。与乙型肝炎患者或病毒携带者长期密切接触，唾液、尿液、血液、胆汁及乳汁，均可污染器具、物品，经破损皮肤、粘膜传播，成为隐匿的乙肝病毒传播途径。但是一般被污染的物品含病毒量是非常低的，达不到致病目的，往往很快被消灭，所以此类传播极为少见。

四、怎样预防乙肝？

1. 接种乙型肝炎疫苗是预防 HBV 感染的最有效方法。乙型肝炎疫苗全程需接种 3 针，按照 0、1、6 个月程序，即接种第 1 针疫苗后,间隔 1 个月及 6 个月注射第 2 及第 3 针疫苗。新生儿接种乙型肝炎疫苗要求在出生后 24 小时内接种,越早越好。对乙肝表面抗原(HBsAg)阳性母亲的新生儿,应在出生后 24 小时内尽早(最好在出生后 12 小时)注射乙肝免疫球蛋白,剂量应≥100 IU,同时在不同部位接种 10 微克重组酵母乙型肝炎疫苗,在 1 个月和 6 个月时分别接种第 2 和第 3 针乙型肝炎疫苗,可显著提高阻断母婴传播的效果。新生儿在出生 12 小时内注射乙肝免疫球蛋白和乙型肝炎疫苗后,可接受乙肝表面抗原(HBsAg)阳性母亲的哺乳。研究显示,接种乙型肝炎疫苗后有抗体应答者的保护效果一般至少可持续 12 年,因此,一般人群不需要进行抗- HBs 监测或加强免疫。但对高危人群可进行抗- HBs 监测,如抗- HBs<10 mIU/mL,可给予加强免疫。

2. 切断体液传播,把好输血、血液制品质量关,远离易感染场所,培养良好卫生习惯等也是控制乙肝传播的有效措施。

第十六节　认识丙肝

丙型病毒性肝炎(简称丙肝)是由丙肝病毒(英文缩写 HCV)引起的一种传染病,呈世界性流行。丙肝和甲肝、乙肝、丁肝、戊肝等都属于病毒性肝炎,但这几种肝炎的传播途径、病程、治疗方法、预防措施等都不尽相同,丙肝病毒主要侵犯肝脏,可导致慢性肝炎,部分患者可发展为肝硬化甚至肝细胞癌,对患者的健康和生命危害极大。

全球 1.85 亿人感染丙肝病毒,其中 1.5 亿人为慢性丙肝。其中 15％～30％变成肝硬化和肝癌,每年有 35 万人死于丙肝相关疾病。每年新发肝癌病例接近 80 万,其中 10％合并丙肝感染,粗略估计我国 3.85 万肝癌与丙肝相关。我国约 600 万慢性丙肝,粗略估计 90～180 万将发展为肝硬化,2.7～3.4 万发展为肝癌,这对我国来说会造成很重的疾病负担。

一、丙肝是怎么传播的?

丙肝病毒可以通过血液、性接触和母婴等途径传播。

血液传播是丙肝最主要的传播途径,特别是共用针具静脉注射毒品,其他还有输入被丙肝病毒污染的血液或血制品,使用被丙肝病毒污染、且未经严格消毒的针具以及医疗和美容器械等,共用剃须刀和牙刷、文身和穿耳孔等行为都是潜在的经血传播方式。

与丙肝病毒感染者进行无保护的性行为可以引起传播,有多性伴性行为的人,感染丙肝的风险更大。

感染丙肝病毒的孕妇约有 5％～10％的可能在怀孕、分娩时将丙肝病毒传染给新生儿。

但是日常生活和工作接触,如握手、拥抱、礼节性接吻、共用餐具和水杯、共用劳动工具、办公用品、钱币、其他无皮肤破损或无血液暴露的接触、咳嗽、打喷嚏、蚊虫叮咬不会传播丙肝病毒。

二、丙肝的临床表现有哪些?

丙肝起病隐匿,症状不明显,疾病发展越后期越难治愈,对患者的健康和生命危害很大,往往被称为"隐匿的杀手"。

少数丙肝患者症状为程度不同的乏力、食欲减退、恶心和右上腹部不适或疼痛等,有些患者伴有低热、轻度肝大或出现黄疸。

丙肝患者症状的有无或其严重程度与肝脏病变的发展不成正比。

三、丙肝能治愈吗?

丙肝患者到正规医院,在专科医生的指导下,接受规范治疗,是可以治愈的。由于丙肝症状不明显,容易被忽视,所以要做到早检测、早诊断、早治疗,才能最大限度地提高治愈率,降低复发率。

四、丙肝患者日常生活应注意什么?

丙肝患者应避免吃高脂高糖类食物,避免剧烈运动。饮酒、吸毒可加剧肝脏损害,从而加速发展为肝硬化甚至肝细胞癌的进程,因此丙肝患者应该戒酒、戒毒。

五、怀疑感染丙肝怎么办?

当发生可能感染丙肝病毒的行为,如共用针具静脉注射毒品、多性伴性行为、接触过被丙肝病毒污染的血液、感染丙肝病毒的母亲生下的孩子、有过器官移植及长期血液透析,应及时咨询专科医生并主动寻求检测,这样可以尽早诊断、及时治疗丙肝,使受检者(特别是感染者)得到心理支持和预防指导。

一般各地的传染病院、综合性医院专科门诊和疾病预防控制机构可以做丙肝检测。

六、丙肝可以预防吗?

丙肝病毒在体外环境中抵抗力弱,一般化学消毒剂(如漂白粉)和煮沸都能够杀灭丙肝病毒。尽管目前尚未研制出有效预防丙肝的疫苗,但是采取积极的、有效的措施切断传播途径,丙肝是可以预防的。

七、怎么预防丙肝?

拒绝毒品,不共用针具静脉注射毒品。

大力倡导无偿献血,杜绝非法采、供血。

避免不必要的注射、输血和使用血液制品。到正规的医疗卫生机构进行注射、输血和使用血液制品,可大大减少感染丙肝病毒的风险。

不与他人共用针具或其他文身、穿刺工具、剃须刀、牙刷等可能引起出血的个人用品。

遵守性道德，保持单一性伴侣，正确使用安全套。

感染丙肝病毒的妇女在治愈前应避免怀孕。目前没有证据证实母乳喂养可以传播丙肝，但乳头有破损时，要避免母乳喂养。

第十七节　警惕肝炎家族中的戊肝

我国是肝炎大国，提起甲肝、乙肝谁都再熟悉不过了，可是你知道有一种肝炎叫戊肝吗？戊肝一旦发生传染，不仅容易出现群体性暴发，而且合并乙肝后死亡率会大幅度提升。近几年，我国戊肝发病呈现逐年上升趋势，有多个省、直辖市戊肝发病率超过乙肝。

一、什么是戊型肝炎？

戊型肝炎（简称戊肝）是由戊型肝炎病毒感染所致的急性病毒性肝炎，是国家法定乙类传染病。在常见的甲、乙、丙、丁、戊五型病毒性肝炎中，戊肝发现的最晚，但危害性却远高于最早发现的甲肝，戊肝病死率1%～5%，而甲肝病死率约为0.01%。成年人急性病毒性肝炎中，戊肝发病已居首位，且病死率居于各型病毒性肝炎之首。

二、患上戊肝会有哪些症状?

戊肝起病较急,常有发热、乏力、食欲不振、恶心呕吐等急性肝炎症状,较其他病毒性肝炎更易出现黄疸(全身皮肤、黏膜黄染,小便呈现浓茶色)。3‰~10‰的急性戊肝患者可有病程超过 6 个月的迁延现象。重症患者会出现意识不清、肝衰竭乃至死亡等。

三、戊肝常见吗?

2013 年,世界卫生组织报道,全球每年有 2000 万人感染戊肝,5.7 万例与戊肝有关的死亡。

我国是戊肝高流行区。1988 年新疆曾暴发过世界上规模最大的戊肝大流行,总计约 12 万人发病、707 人死亡,其中有 414 位孕妇。其危害程度远高于同期发生在上海的甲肝大流行(发病约 31 万人,死亡仅 31 人)。

四、戊肝传播途径有哪些?

1. 消化道传播。(1)戊肝病毒通过污染饮用水、餐具、蔬菜水果等,直接或间接经消化道传播。(2)猪是戊肝病毒最主要的动物传染源,使用未煮熟的猪肉、猪肝等可感染戊肝。(3)食用海产品,特别是贝类也是感染戊肝的一个重要危险因素。

2. 母婴垂直传播。孕妇感染戊肝后,可引起流产和宫内死胎,还可将病毒传染给新生儿,导致新生儿感染戊肝。妊娠晚期合并戊肝病死率为10％～40％。

3. 接触传播。戊肝患者的密切接触者可感染戊肝。

4. 血液传播。输入带戊肝病毒的血液或血液制品。

五、容易感染戊肝的主要人群有哪些？

慢性肝病患者、老年人、大学生、食品从业人员、育龄妇女、旅行者等。

六、如何有效预防戊肝？

1. 注意饮食卫生，避免不洁饮食。

2. 养成良好的个人卫生习惯，避免和戊肝患者接触。

3. 接种戊肝疫苗是预防戊肝最直接、最经济、最有效的手段。

第十八节　生吃淡水鱼易患肝吸虫病

现在，人群中的寄生虫感染率整体呈下降趋势，但有一种寄生虫的感染率在部分地区反而呈现明显上升趋势，它就是肝吸虫。为什么肝吸虫感染率会上升呢？生吃淡水水产是最重要的一个原因。现在，越来越多的人开始喜欢生吃淡水鱼，或者尝试着生吃一点淡水鱼。但生吃淡水鱼一定要小心，因为淡水鱼中携带的寄生虫种类繁多，包括吸虫类、绦虫类、线虫类。

　　肝吸虫，又名华支睾吸虫。目前全球约有1 500万肝吸虫病感染者，主要分布在中国、韩国、越南和俄罗斯。其中，我国的感染者近1 300万，占总数的85％以上，而且还有上升趋势。大家对肝吸虫不是很了解，大部分人不知道怎么来预防这种疾病。

一、肝吸虫是什么？

　　肝吸虫，是一种淡水鱼寄生虫，主要分布在亚洲，如中国、日本、朝鲜、越南等。第一中间宿主为淡水螺类，第二中间宿主为一般淡水鱼、虾，如草鱼、青鱼、鲤鱼、鳊鱼、鲫鱼等，人常常因为生食含有肝吸虫囊蚴的淡水鱼片或虾而感染。超过100种鱼类可感染，猫、狗等是重要的保虫宿主。人如果生吃感染了肝吸虫幼虫即囊蚴感染的淡水鱼，就会感染到肝吸虫。在我们国家，肝吸虫的感染者主要分布在广东、广西、黑龙江、吉林等地，感染率和感染程度男性均高于女性，并随着年龄的增长呈现上升趋势。这可能与一些地方有吃生鱼的饮食习惯有关，特别是在广东、广西等高流行地区，人群感染率很高。随着外出人员增加和新的饮食方式的传入，肝吸虫的流行趋势不容乐观，所以也应对肝吸虫病提高警惕。

二、吃生鱼引来肝吸虫

　　肝吸虫的感染途径是因为生食或半生食淡水鱼、虾时吃进了肝吸虫囊蚴所致。多数与饮食习惯有关，大致有以下几种情况：一是吃生鱼或生鱼粥；二是在池塘、河沟游泳或戏水时，抓到了鱼虾直接生吃或稍微烧、烤、焙后吃，或者把小鱼虾用盐腌后凉至半干再生吃；三是生熟食物、刀具、砧板、食具不分，沾有的肝吸虫囊蚴被吞食后感染。

三、肝吸虫害人不浅

肝吸虫主要寄生在人或哺乳动物肝管内并产卵。当成虫堵塞肝内小胆管后常会造成完全或不完全的阻塞性黄疸或发展成为胆管炎、胆囊炎、胆管性肝炎和多发性肝脓肿。由于机械性刺激和某些致癌因素或物质的影响，还有可能逐步演变成为胆管上皮癌或原发性肝癌。2017 年 10 月 27 日，世界卫生组织国际癌症研究机构公布的致癌物清单中，华支睾吸虫（感染）在一类致癌物清单中，可见肝吸虫对人体的危害之大。由于肝吸虫成虫寿命长达 20～30 年，在人体内可长期损害肝胆管和肝细胞，使肝逐步演变成为萎缩性肝硬化。大量虫卵沉积于胆管或胆囊内，形成胆结石。成虫窜入胰腺管可造成胰腺炎。

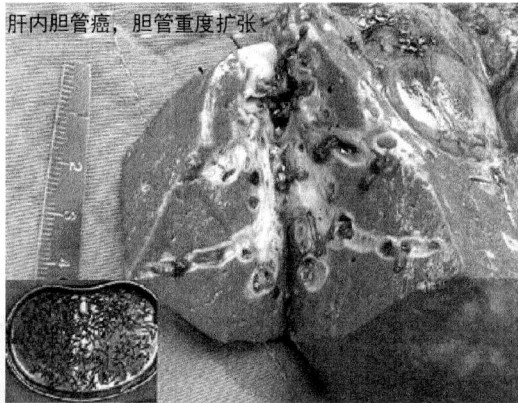

肝内胆管癌，胆管重度扩张

四、预防是最好的保护

预防肝吸虫病的关键是自觉做到不生吃或半生吃鱼、虾。此外,还要讲究卫生,对切鱼的砧板、菜刀和所有器皿要生熟分开洗净。其他防治措施包括治疗病人以减少传染源,不用生鱼或鱼内脏喂猫,不用新鲜人粪喂鱼,人畜粪便沉淀灭卵处理等。

五、配上佐料并不能杀灭肝吸虫

不少爱吃生鱼的人认为吃生鱼片的时候只要配上酒精或辣椒等佐料,就可以起到杀虫的作用。其实不然,只有高温加热才能阻断传播。实验证明,在厚度约1毫米的鱼肉片内的肝吸虫囊蚴,在90℃的热水中,1秒钟即会死亡,75℃时3秒内死亡,70℃及60℃时分别在6秒、15秒内全部死亡。因此,我们建议大家用超过90℃的高温加热,即可在几秒钟杀死肝吸虫囊蚴。淡水鱼最好不要生吃,煮熟了才安全。

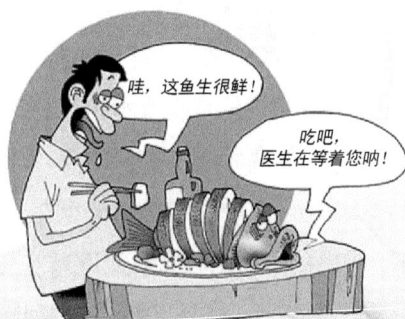

第十九节　生吃海水鱼易染异尖线虫病

无论是海水鱼还是淡水鱼,都有可能带有不同的寄生虫。一项 2016 年公开发表的研究显示:在淡水和海洋生态环境中,寄生虫的分类非常相似,并没有明显差异。但在这两种环境中,淡水鱼寄生物种的种类和数量明显高于海洋鱼类。这可能是因为在淡水水域中,鱼的多样化程度更高,寄生在这些鱼身上的虫也同样丰富。但淡水生物和海水生物适应的渗透压完全不同,而人体内的渗透压类似于淡水环境,也就是说,大多数海水鱼身上的寄生虫,到了人体内根本无法存活,而淡水寄生虫则多数没有这种情况。所以,大多数海鲜生吃确实是要比河鲜安全。但这并不代表可以肆无忌惮的生吃各种海鲜。

一、认识异尖线虫

部分海水鱼携带的以海水鱼作为终宿主的寄生虫对人类没有直接危害,但还有一些"异类"只是将海水鱼作为中间宿主,它们的终宿主是海洋哺乳动物,如海豚、鲸类、海狮等,对同样是哺乳动物的人类来说就没那么友善,其中危害最大的就是异尖线虫。

异尖线虫属于线虫的一种,能感染多种海水鱼,如三文鱼、大马哈鱼、金枪鱼、海鲈鱼、黄鱼、鳕鱼、带鱼、海鳗、石斑鱼、鲱鱼、真鲷等。虽然它不能利用人类发育成熟而完成生命周期,但是误食含有活的异尖线虫幼虫的鱼肉,可使用餐者受到感染,它会在你的肠道里钻来钻去,而出现剧烈的腹痛或过敏反应。

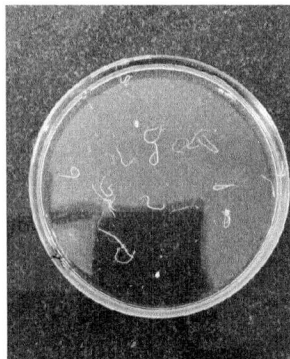

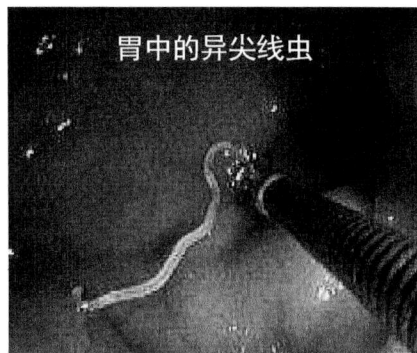

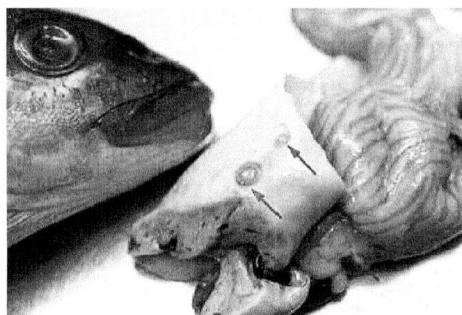

胃中的异尖线虫

二、煮熟最安全

杀死异尖线虫最有效的方法是高温,60℃条件下,异尖线虫幼虫只能存活不足1秒;45℃下幼虫的存活期也不过是8分钟。所以即使有虫也不要紧,煮熟了都是蛋白质。也就是说,煮熟了吃是完全安全的。生吃有口感,煮熟却更安全,口感与安全不可兼得,决定权还是在你自己手里。

第二十节　经常出没在雨季的传染病

南方雨季一到,就难拨云见日。连续阴雨或者暴雨,往往带来潮湿的气候环境,为细菌等微生物滋生创造了极佳的生存环境,还会污染水源和食物,这些都会造成传染病的传播和流行。久居南方,我们需要了解一下雨季经常出没的各类传染病,做好校园以及家庭的防范。

一、伤寒

伤寒是伤寒沙门菌(伤寒杆菌)经消化道传染而发生的恶性传染病,主要是因进食被细菌及细菌毒素污染的食物和水源引起的,常为全家或群体发病。伤寒起病徐缓,体温呈阶梯形上升,4～5天后高热,持续1～2周以上,继而面色苍白,表情淡漠,腹泻或便秘,肝脾肿大,部分病人可并发肠出血、肠穿孔,治疗不及时或治疗不当常危及生命。

二、霍乱

霍乱是一种由霍乱弧菌引起的烈性肠道传染病,因进食含有霍乱弧菌的不洁饮食后感染发病。它的传染源是病人和带菌者,经水、食物、日常生活接触和苍蝇等途径传播,人群普遍易感。潜伏期为 3 小时至 7 天,主要表现为严重的腹泻和呕吐,吐泻物可以表现为米泔水样,一般无腹痛、无发热,严重者可发生失水性休克、皮肤干皱、口渴唇干。病情发展迅速,如不及时救治,可死于多器官衰竭,且传播快,可大规模流行。

三、钩端螺旋体病

钩端螺旋体病(简称钩体病)是一种常见的和水灾有关的疾病,也是一种人畜共患的自然疫源性疾病。鼠类和猪是携带钩体的主要传染源。水源被携带钩体的鼠、猪尿液污染后成为"疫水"。水灾之时,"疫水"随之泛滥,扩大了钩体的污染面。人在与"疫水"接触后,只要钩体接触到人的皮肤、黏膜,便会钻入人体内。除人之外,猪、牛、狗等数十种动物均能感染此病。起病急骤,常有畏寒、发热、四肢酸软乏力、眼结膜充血、小腿肌肉压痛和淋巴结肿大。治疗不及时,常因肾、肝衰竭而死亡。

四、甲型肝炎和戊型肝炎

甲、戊型肝炎的流行,主要是由于水源被带有肝炎病毒的粪便污染造成的。病毒感染者为主要传染源,他们从粪便中排出的大量病毒会污染水源、食物及周围环境,正常人群一旦接触这些污染物,就可能导致发病。甲肝和戊肝病毒感染潜伏期大约为半个月到一个月时间。发病时特点相似,多数病人起病时类似感冒或胃病,有发热、怕冷、疲乏无力、不思饮食、恶心、呕吐、厌油等现象,容易被误认为是感冒或胃炎。一般患者几日后会退烧,但尿色渐深,出现眼黄、皮肤黄、肝区疼痛等,有的患者还出现皮肤瘙痒、大便颜色变浅。甲肝和戊肝的易感人群及病情不同,甲肝患者以儿童和青少年为主,病程一般为 1 至 2 个月,极少转为慢性或重症肝炎,一般预后良好。而戊肝患者以青壮年和老人为多,其中孕妇和老年人发病病情严重且病死率高。

五、细菌性痢疾

这是由痢疾杆菌引起的急性肠道传染病,大多是进食不洁食品后感染痢疾杆菌所致。病菌随病人或带菌者粪便排出,易感者通过污染的手、生活接触、被污染食物、水源或苍蝇等方式传播。任何降低抵抗力的因素如受凉、过度疲劳均有利于细菌性痢疾的发生。主要表现为发热、腹痛、腹泻,大便下坠感,可伴随恶心、呕吐、口干、浑身无力等表现。

第二十一节　灾后如何提防肠道
传染病的"叨扰"

在历史上,洪涝、地震、旱灾等自然灾害发生后,往往出现霍乱、伤寒、菌痢等肠道传染病暴发流行,发病和死亡人数远远超过灾害本身造成的人员伤亡。因此,大家可不要小看它们的危害。

了解一下基本的灾后防病知识很有必要,特别是地处南方,常见雨涝,在此提醒,暴雨过后,要提防霍乱、菌痢、伤寒等肠道传染病的"叨扰"。

怎样做好自我防范呢?

一、注意饮用水的卫生

一场暴雨及大量积水,把我们装水的缸、桶、锅、盆等都弄脏了,因而,在使用前必须倒空清洗干净。喝水上更要注意了,要只喝开水或符合卫生标准的瓶装水、桶装水,生水可千万不能喝。如果临时饮用井水、河水、湖水、塘水,则要进行消毒。如果是混浊度大、污染严重的水,必须先加明矾澄清。

二、注意食品的卫生

那些被污水浸泡过的食物会带有大量的细菌及污物,是坚决不能吃的。此外,我们也不要吃那些腐败变质、淹死、病死的禽畜和水产品。在做饭的时候,我们要生熟分开,碗筷要清洁消毒。雨水泡过的食物可不要吃。

雨季湿度大、气温高,正是细菌的高速生长期,本身就是食物容易受污染的时候,再加之雨水不断,注意饮食卫生就显得非常重要了。现在可不是"勤俭节约"的时候,大家不要食用雨水浸泡过的食物、霉变的米面、未洗净的瓜果和生冷的食物。如果暂时不能保证新鲜烹调的食物供应,建议大家还是食用合格的袋装食品。

三、注意个人卫生

季节和雨天的因素为肠道传染病的病原微生物创造了有利的"环境",因而,良好的个人卫生习惯才是最重要的事。首先是要勤洗手,饭前便后要洗手,接触了被污水污染的东西也要洗手,外出回家后第一件事就是洗手。洗手时,要用洁净的流动水清洗。擦手用的毛巾也要保证干净。

四、注意环境的卫生

大水后,我们要认真清理住所外的污泥,垫上砂石或新土,清除井水污泥并投以漂白粉消毒。如果屋里进水了,最好把家具清洗一遍再搬入居室。乡下的村民要整修厕所,修补禽畜圈。如果厕所不能使用,也不要随地大小便,粪便、排泄物和垃圾要排放在指定区域。

五、加强家畜的管理

猪要圈养,搞好猪舍的卫生,不让其尿液直接流入水中,而猪粪等要发酵后再施用。还要管好猫、狗等家禽动物。家畜家禽圈棚要经常洒灭蚊药,而栏内的禽畜粪便也要及时清理入集中粪池。

六、做好防蝇灭蝇，防鼠灭鼠，防螨灭螨工作

如果家中有粪缸或粪坑，则要加药杀蛆。室内用苍蝇拍灭蝇，食物用防蝇罩遮罩。动物尸体要深埋，土层要夯实。人群较集中的地方，也是鼠类密度较高的地方。当发现老鼠异常增多的情况时需要及时向当地有关部门报告。还要保持住屋和附近地面整洁干燥，不要在草堆上坐卧、休息。

七、关注自身健康

雨前、雨中、雨后，气温的变化幅度太大，大家要随时增减衣服，同时合理安排好每天的工作、学习和劳动时间，避免过度劳累。如果出现发热、腹痛、腹泻、呕吐等症状，要及时到附近的医院就诊。如果感觉身体不适，要及时找医生诊治。要遵听医嘱，配合传染病隔离，注意相关药物使用方法。注意心理健康，保持积极的心理状态，保持良好的生活规律。

第二十二节　洪涝过后话消毒杀虫灭鼠

一场大雨后，会造成多种致病微生物对生活环境、饮水、食物的广泛污染，引起各种肠道传染病和其他传染病的暴发流行。因此，消毒工作显得特别重要，尤其是洪水退后及时采取合理消毒是

一项极为紧迫的工作。由于洪涝导致多种微生物混合污染,其中,又以肠道致病微生物为主,因此,要特别重视居民、各企事业单位餐具、食物、饮水、居住环境和手的消毒及污物处理。

一、常用消毒方法

根据洪涝灾害的特点,一般灾后采用加热或化学消毒法。

1. 加热消毒。既经济又方便,消毒效果好。包括:

(1) 干热消毒法。烧灼可用于金属等耐热物品消毒,焚烧用于废弃物消毒。

(2) 湿热消毒法。加热65℃、30分钟,可杀灭细菌繁殖体,常用于牛奶消毒。煮沸100℃,10分钟,可杀灭细菌繁殖体和病毒,常用于餐饮具、奶瓶消毒。流动蒸汽100℃,10分钟,常用于餐饮具、食品消毒。

2. 化学消毒。常用含氯消毒剂,即溶于水产生次氯酸的消毒剂。包括:

(1) 漂白粉(又称含氯石灰)。主要成分为次氯酸钙,白色粉末,能溶于水,但有大量沉渣,含有效氯25%～32%(一般按25%计)。不稳定,易吸湿,遇光或热易分解,对物品有漂白作用,对金属有腐蚀作用。

(2) 漂粉精。主要成分为次氯酸钙,白色粉末,溶于水混浊并有少量沉淀,易吸水潮解,含有效氯80%～85%(一般按80%计)。

(3) 二氯异氰尿酸钠(又称优氯净)。白色晶粉,易溶于水、呈弱酸性,溶于水中产生次氯酸,水溶液稳定性较差,含有效氯60%～65%(一般按60%计)。

（4）三氯异氰尿酸。白色粉末，水中溶解度为1.2％，有效氯含量90％。

常见市售的含氯消毒剂有固体、液体，漂白精和优氯净已制成各种片剂，如泡腾片（溶解性好，崩解时间小于5分钟），便于灾区计量使用。此外还有二氧化氯、碘伏等。

二、洪涝灾区各种消毒物的处理

（1）一般用具。可用含有效氯500～1 000毫克/升消毒液、含0.2％～0.5％过氧乙酸溶液喷洒或擦洗，作用15～30分钟后清水擦拭。

（2）餐饮具。首选蒸煮15分钟，在无燃料条件时也可用含氯消毒剂，含有效氯250～500毫克/升的消毒液，浸泡作用15分钟，然后用洁净水冲洗。

（3）墙壁、地面。用含有效氯为1 000～2 000毫克/升消毒液喷雾或喷洒，作用1小时。用量土质地面以湿润、墙壁不流淌为宜。

（4）厕所、化粪池、临时厕所必须进行消毒。

（5）传染病人排泄物和粪便。稀薄的排泄物或呕吐物，每1 000毫升可加漂白粉50克或含有效氯10 000～20 000毫克/升溶液2 000毫升，搅匀放置2小时。无粪的尿液每1 000毫升加入干漂白粉5克或次氯酸钙1.5克或含有效氯10 000毫克/升消毒剂溶液100毫升混匀放置2小时。成形粪便不能用干漂白粉消毒，可用20％漂白粉乳剂（含有效氯5％），含有效氯50 000毫克/升消毒剂溶液2份加于1份粪便中，混匀后，作用2小时。

（6）污水。加氯量为 10 毫克/升,作用 30 分钟后,余氯应保持3.5毫克/升。

（7）被污染衣服被褥。80℃热水浸泡 15 分钟,白色织物可用含有效氯250～500 毫克/升的消毒液浸泡 15～30 分钟,然后用清水漂洗。

（8）被污染家具。含有效氯250～500 毫克/升的消毒液擦拭,作用 15～30 分钟,或 75％酒精、0.5％洗必泰擦拭,作用 30分钟。

（9）畜舍。含有效氯 1 000～2 000 毫克/升的消毒剂喷雾200 毫升/平方米或喷洒药量 300～600 毫升/平方米,作用 2 小时,如疑有炭疽菌污染则可用 0.5％过氧乙酸或含有效氯 5 000 毫克/升的消毒剂作用 4 小时。

（10）手的一般卫生消毒。有效碘 0.5％的消毒液、75％酒精、0.2％洗必泰擦拭作用 1～3 分钟。

（11）污染的手巾、毛巾、脸盆、门把手。分别使用煮沸 15 分钟,或含有效氯250～500 毫克/升的消毒剂作用 15～30 分钟,或0.2％～0.5％过氧乙酸擦拭作用 10 分钟。

（12）瓜果、蔬菜。含有效氯250～500 毫克/升消毒剂作用15～30 分钟。或用其他可用于瓜果、蔬菜类消毒的产品按说明书要求使用。

三、防范蝇、鼠、蚊

洪水袭击期间,受灾居民被迫离开原住所搬至高处生活,由于人畜粪便、垃圾得不到及时清运与处理,大面积的积水不能及时消退,蚊蝇密度会大幅度上升。为防止虫媒传染病及肠道传染病的发生与流行,必须采取有效措施将蚊蝇密度控制在国家规定范围内。

1. 防蝇灭蝇

(1)防蝇

要及时清理住处垃圾,对各种腐烂变质物、废弃物等垃圾集中进行无害化处理,临时粪坑要加盖投药。对禽畜尸体要深埋。吃剩的食物要加罩保存,防止苍蝇接触。

(2)灭蝇蛆

室内可用高效氯氰菊酯按25毫克/平方米的剂量对墙面进行滞留喷洒,也可用气雾剂灭成蝇。另外,亦可采用毒饵灭蝇,或用粘蝇纸粘蝇。

室外除用诱蝇笼等捕蝇器械(下置鱼杂等诱饵)诱捕成蝇外,蝇蛆孳生场所(如厕所、垃圾堆等)可用市售灭蝇蛆缓释剂或使用0.2%马拉硫磷、0.1%杀螟硫磷喷洒至湿润,外环境滞留喷洒灭蝇药物还可以选用环卫乐等按说明书要求使用,控制蝇类孳生地。

2. 灭鼠

(1)防制方法

物理防制法:对临时聚居地及周围进行堵洞,堵洞时可以配合磷化铝片,由专业人员使用,每洞一片,然后将洞堵死,并防被鼠重新打开。贮存粮食及食物的地方最好建防鼠台,也可以用鼠夹(笼)进行捕杀。

化学灭鼠法:在人群聚居地禁止使用急性鼠药和国家明令禁止使用的鼠药(如甘氟、氟乙酰胺、毒鼠强、氟乙酸钠、毒鼠硅),可以使用慢性杀鼠剂,如抗凝血类药物、生化灭鼠剂等。部分杀鼠剂的使用浓度和溶剂见下表,产品化灭鼠剂按说明书要求使用。

常用杀鼠剂及剂量

杀鼠剂名称	常用剂量	溶剂	使用方式
杀鼠灵	0.005%～0.05%	丙酮	毒米
杀鼠醚	0.03%～0.05%	乙醇、丙酮	毒米
敌鼠钠盐	0.025%～0.1%	乙醇、水	毒米
氯鼠酮	0.005%	植物油	毒米、毒粉、毒水
溴敌隆	0.005%	植物油、丙酮、乙醇	毒米、毒粉、毒水
大隆	0.005%	氯仿、植物油	毒米、毒粉、毒水
溴杀灵	0.005%	植物油	毒米

（2）灭鼠后所需要做的工作

鼠尸的处理：统一处理，焚烧深埋均可，但以焚烧为好。深埋处理时应当在填埋时适当喷洒消毒剂对其进行处理。

鼠体寄生虫的杀灭：在投放鼠药后的4～5天，应及时搜寻死鼠。对住所周围的环境加强杀虫，同时管好猫、狗及牲畜，以防间接传播寄生虫和媒介疾病给临时居住人群。

（3）杀鼠剂中毒后的解毒剂

一旦发生误食杀鼠剂中毒情况应立即进行相关救治处理，其中抗凝血类杀鼠剂解毒用维生素 K_1 治疗，溴杀灵可用苯巴比妥治疗，含氟类杀鼠剂用解氟灵（乙酰胺）治疗。

3. 防蚊灭蚊

（1）防蚊

采取环境治理措施,填平水坑,彻底清除积水,缸、盆、罐等容器要翻转倒扣,必须盛水的容器要加盖密闭。居住所附近杂草要清除干净,室内外杂物摆放整齐。

不要在蚊虫密度高的地方设立临时居住点,住处要安装纱门纱窗(有条件的可在纱门纱窗上涂刷市售窗纱涂剂)。睡觉时使用蚊帐(有条件时使用药物如奋斗钠、2.5%凯素灵或敌杀死12~16毫升/顶帐浸泡蚊帐),睡前点燃盘式蚊香(或电热蚊香)。室外活动时,要穿长衣裤,暴露在外的皮肤可均匀涂抹驱避剂防蚊。

(2)灭蚊

① 杀灭成蚊。室外用2.5%马拉硫磷乳剂用喷雾器喷雾,室内可用高效氯氰菊酯按25毫克/平方米的剂量加入适量水对墙面进行滞留喷洒,夜间可使用市售喷射剂或气雾剂灭蚊。

② 杀灭幼虫。对于污水沟或污水池,可撒马拉硫磷(10~20毫克/升)、杀暝硫磷(0.5~2毫克/升)或其他市售灭孑孓(蚊子幼虫)缓释剂。

第二十三节　雨后需防跳蚤

到了雨季,我们身边的这个小动物活跃起来了。它就是蚤,俗称跳蚤,属于昆虫纲蚤目蚤科,是哺乳动物和鸟类的体外寄生昆虫。全世界共记录蚤2 000多种,中国已知的有454种,其中仅少数种类与传染人畜共患病有关。

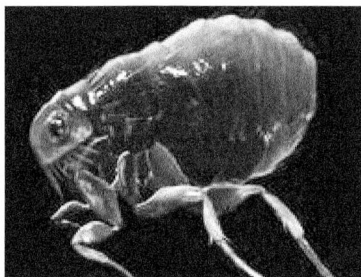

一、孳生环境

蚤类主要孳生于阴暗、潮湿、有动物居留的地方。如人、畜寄生蚤通常孳生于居室的地面、墙角、床铺下及畜圈、禽舍的泥土垫物中;鼠类寄生蚤则主要孳生在鼠洞窝巢内。成蚤由于吸血和对温度的需求,常寄居于宿主的毛发间,或游离到宿主居住场所及附近。

二、与宿主的关系

蚤类的宿主均为恒温动物,寄生于哺乳动物的约占95%,其中以寄生于啮齿动物的蚤类最多,也最为重要,因为它们在传播鼠疫等自然医源性疾病等方面的作用远大于其他蚤类。此外,寄生于鸟类的蚤约占5%。

三、蚤类传播疾病

蚤能传播多种疾病,如鼠疫、鼠源性斑疹伤害、野兔热、兔粘液瘤、土拉菌病及绦虫病等。

四、如何灭蚤

1. 消灭蚤类孳生地。大力做好环境卫生工作，积极开展灭鼠工作，远离流浪猫、狗，保持地面和墙角的清洁，使跳蚤没有藏身和繁殖的场所。

2. 用药物杀灭地面跳蚤和老鼠。杀灭猫、狗等宠物身上的跳蚤。注意选择安全、高效、低毒的药物从而保证人和宠物的安全。对于大面积传播的范围如商业区店面、办公场所、生产车间和仓储、家具企业等来说，仅靠简单的设备与杀虫药水远远不够，必须使用专业器械，选择高效、安全的药物，采取适当的剂型、浓度配比和正确的使用方法。根据蚤类的末龄幼虫口器咀嚼式、成虫口器刺吸式、寄生方式多为游离型等特点，在实际操作中，可以使用手动喷雾器，进行大面积室内药物滞留喷洒；使用手提式电动超低容量喷雾器，进行空间药物喷洒。手提式电动超低容量喷雾器的特点是雾滴细、药液浓度高，雾滴体积中径一般在 50 微米以下，适用于空间喷洒，也可用于滞留喷洒，效果明显。流浪猫、狗、老鼠可引起储物间、地下室跳蚤栖息、繁殖，因此灭蚤应先清除孳生地，宜在平时结合灭鼠、防鼠进行，包括灭鼠，堵塞鼠洞，堵塞流浪猫、狗进入的途径等，并杀灭残留的成蚤及其幼虫。在喷洒药剂时，操作人员要注意安全，穿好防护服，戴上帽子、口罩和手套。

第二十四节　防蚊驱蚊还是传统物理方法好

在夏季,除了酷暑恼人外,你最怕什么? 多数人的答案里必定是蚊子。蚊子确实烦人。在酣睡的您,肯定不希望蚊子在您耳边"说悄悄话"。被叮咬后,身上也被"烙下吻印",起个大包,又疼又痒。下面市疾控中心的专业人员,和您分享下咱们常州常见的蚊子有哪几种,如何驱蚊防蚊。

一、蚊子主要有哪些种类?

根据往年监测情况看,南方活跃的蚊虫主要包括淡色库蚊、三带喙库蚊、中华按蚊、白纹伊蚊等。其中数量最多的是淡色库蚊,它偏好吸人血也兼吸动物血液,每年 6、7、10 月是其密度高峰,是典型的入室吸血骚扰的蚊种,活动高峰在黄昏和黎明。而白纹伊蚊即俗称的花蚊子,主要白天叮人,日出前 1～2 小时和日落前 2～3 小时是它的活动高峰期,叮人很猛,很多人被叮咬后感觉很痒,甚至还带有点痛。三带喙库蚊和中华按蚊则相对偏好吸家畜血,活动高峰期在黄昏。

二、什么样的环境最容易孳生蚊子呢?

不同种类的蚊子孳生的环境不同,随着城市化的发展,蚊虫孳生的地域性环境也在发生变化,但总体来说,蚊子更偏爱潮湿、隐蔽的环境,各类水体尤其是静水较多的地方,蚊子肯定也会多一些。所以在居民区要做好绿化和水体的防治。此外地下车库的窨井和静止的阴沟、坑洼地带的积水也会给蚊子提供"温床",这些都是防治重点,需定期做好清除和冲洗。

三、防蚊驱蚊还是物理方法好

对于我们家庭来讲,还是要以物理防治为主,做好纱门纱窗,支好蚊帐,特别是有小孩子的家庭,不提倡使用大剂量的化学药剂进行防治。另外家里还可以备一个电蚊拍或者买一个小的诱蚊灯,进行防治。

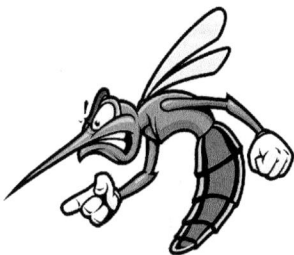

第二十五节　夏季提防蚊子带给你登革热

登革热在我国并不多见,它是由登革病毒经伊蚊传播的一种急性传染病,具有传播速度快、人群普遍易感、发病率高等特点。近几十年,全球登革热发病率大幅度增长,是目前世界上已知的传播速度最快的蚊媒病毒病之一,登革热已成为全球性的公共卫生问题。登革热主要是在南亚热带、亚热带地区流行。我国广东、香港、澳门等地是登革热流行区。但是由于近年来赴东南亚热带地区出境游、出国务工等人口流动因素,加之出境人员缺乏科学防护知识,在境外感染了登革热的输入性传染病病例不断增加。为此,了解登革热的相关防护知识很有必要。

一、传播途径

伊蚊是登革病毒的主要宿主,分为埃及伊蚊和白纹伊蚊,多在日出后 2 小时或日落前 2 小时活动、吸血。我省是白纹伊蚊分布区,未监测到埃及伊蚊,白纹伊蚊俗称"花蚊子"。登革病毒经伊蚊叮咬进入人体。由于本病系由伊蚊传播,故流行一般为夏季为主,每年 5～9 月份多见。人群普遍易感,患者和隐性感染者是主要传染源。患者在发病 1 日至发病后 3 日内传染性最强。少数患者在热退后第 3 日还可从血液中分离到病毒。

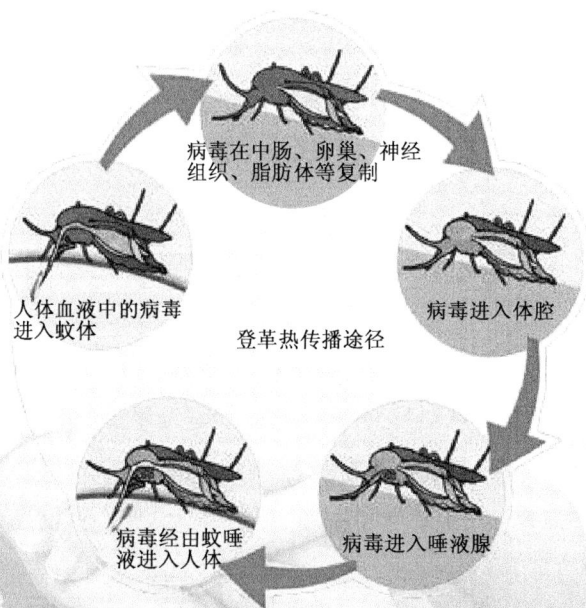

病毒在中肠、卵巢、神经组织、脂肪体等复制

人体血液中的病毒进入蚊体

病毒进入体腔

登革热传播途径

病毒进入唾液腺

病毒经由蚊唾液进入人体

二、临床表现

发热、皮疹和出血为登革热三大主要典型症状。登革热可分为隐性感染、典型登革热和登革热出血热。潜伏期3～14日,平均为4至8日(一周)左右。临床上将登革热分为典型、轻型和重型。病毒进入人体内先后形成第一次毒血症和第二次毒血症。同时,病毒与机体产生的抗登革病毒抗体形成免疫复合物,可导致血管通透性增加。病毒还可抑制骨髓,导致白细胞、血小板减少和出血倾向。本病需要与流行性感冒、钩端螺旋体病、麻疹、猩红热、伤寒、疟疾、黄热病等鉴别。目前对本病尚无确切有效的病原治疗,主要采取支持及对症治疗措施。

1. 隐性感染。症状体征较轻,发热及全身疼痛较轻,皮疹稀少或不出诊,其临床表现类似流行性感冒,易被忽视,1～4日痊愈。

2. 典型登革热。首发症状是发热,大多起病突然,体温迅速达39℃以上,一般持续2～7日,发病时可伴有头痛、眼眶痛、全身肌肉骨骼和关节疼痛,也出现恶心呕吐腹痛腹泻等症状。颜面和眼结膜充血,颈及上胸皮肤潮红。皮疹于发病后2～5日可出现,初见掌心、脚底或躯干及腹部,逐渐延至颈和四肢,典型的皮疹为四肢的针尖样出血点及"皮岛"样表现,皮疹一般1～3日内与体温同时消退。约半数病例于发病后5～8日可出现不同部位、不同程度的出血,如鼻衄、皮肤淤点、胃肠道出血、咯血、血尿、阴道出血等。可有全身淋巴结轻度肿大,有触痛。

3. 登革热出血热。登革出血热在我国较为少见。重症患者早期表现与典型登革热相似,在病程第 3～5 日病情突然加重,出现剧烈头痛、恶心、呕吐、意识障碍、颈强直等脑膜炎表现。有些表现为消化道大出血和出血性休克。本型常因病情发展迅速,多因中枢性呼吸衰竭和出血性休克在 24 小时内死亡。

三、预防措施

1. 如果到登革热流行地区旅游或工作,最好穿长袖衣服及长裤,外露的皮肤及衣服上涂好蚊虫驱避药物。居住场所挂蚊帐或使用防蚊剂;在伊蚊活动高峰时刻应避免在树荫、草丛、凉亭、垃圾站等蚊虫栖息地逗留。从登革热等蚊媒传染病流行地区回来后,一旦出现不适应及时到正规医院就诊,并主动告知近期外出旅行史。

2. 及时清理积水是家庭防蚊关键。积水,是伊蚊滋生的最佳场所。像花瓶、花盆底盘、拖把槽等都是可能被忽略的积水场所,需多加注意。如果您喜欢养花花草草,特别热衷水培养植,那么可以养一些鱼来消灭池中孑孓(蚊子幼虫),起到"清道夫"的作用。

3. 伊蚊主要在白天活动,特别是日出后和日落前的两个小时是叮咬高峰时间,所以这个时段外出时要尽量少在树荫、草丛、凉亭等户外阴暗处逗留。

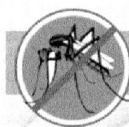

清积水 灭蚊虫

防控

登革热

第二十六节 说一说寨卡病毒

2014 年 2 月,智利在复活节岛发现了寨卡病毒(Zika Virus)感染的首位本土病例。2015 年 5 月,巴西开始出现寨卡病毒感染疫情。目前,45 个国家和地区有疫情报道,已蔓延到了欧洲多国,2016 年 2 月我国发现首例输入性寨卡病毒确诊病例。

一、认识寨卡病毒

寨卡病毒是黄热病毒的一种,与乙型脑炎病毒、登革热病毒是近亲。

二、传播途径

主要是蚊虫叮咬传播,也有可能通过性接触在人际间传播。

三、临床表现

感染人群中四分之一的患者不会出现症状,多数会出现轻微症状,如发热、头痛、结膜炎、皮疹、腱鞘囊肿、关节疼痛等。如果孕妇感染,则要小心了。胎儿可能会受影响,导致新生儿小头症。

四、如何防范

最主要的防范方法是消灭蚊虫,防止蚊虫叮咬。不过提醒市民,去蚊虫猖狂的国家或地区游玩时,特别是已有病例报告的"疫区",要注意:身体裸露部位要仔细涂抹防蚊品;外出时穿着浅色长袖衣裤;在有蚊帐保护的地方睡觉;归国时如有发热、头痛以及红疹等症状,在入境时要主动向口岸检疫机构申报,尽快就医,并及时告知医生自己的旅行史。再次提醒,孕妇或者计划怀孕的妇女要更加小心。

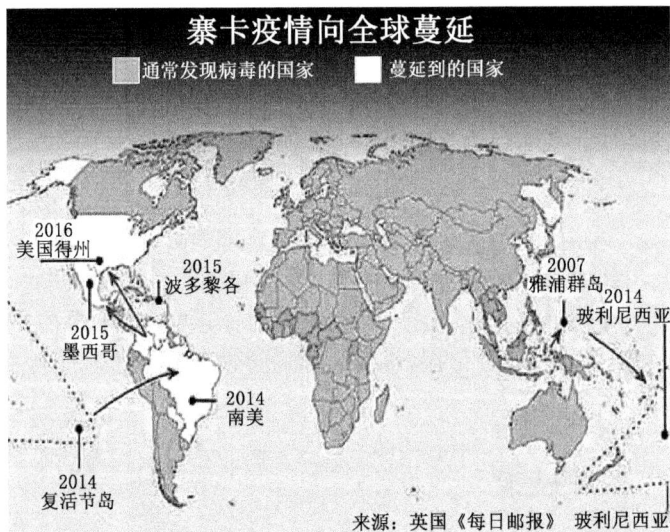

寨卡疫情向全球蔓延
通常发现病毒的国家　蔓延到的国家
2016 美国得州
2015 波多黎各
2015 墨西哥
2014 南美
2014 复活节岛
2007 雅浦群岛
2014 玻利尼西亚
来源:英国《每日邮报》 玻利尼西亚

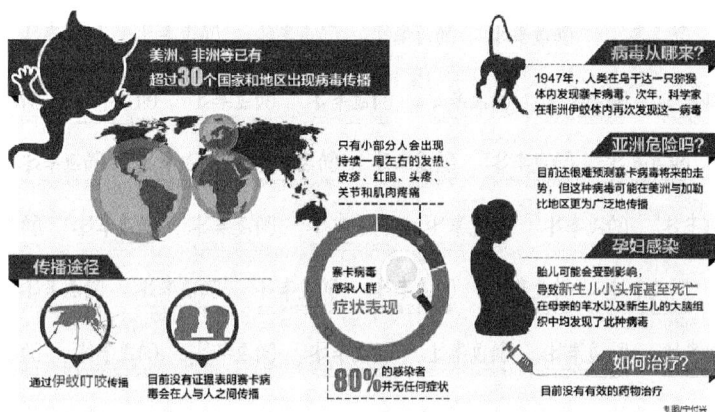

美洲、非洲等已有超过**30**个国家和地区出现病毒传播

只有小部分人会出现持续一周左右的发热、皮疹、红眼、头痛、关节和肌肉疼痛

传播途径

通过伊蚊叮咬传播

目前没有证据表明塞卡病毒会在人与人之间传播

塞卡病毒感染人群**症状表现**

80%的感染者并无任何症状

病毒从哪来？

1947年，人类在乌干达一只猕猴体内发现塞卡病毒。次年，科学家在非洲伊蚊体内再次发现这一病毒

亚洲危险吗？

目前还很难预测塞卡病毒将来的走势，但这种病毒可能在美洲与加勒比地区更为广泛地传播

孕妇感染

胎儿可能会受到影响，导致新生儿小头症甚至死亡。在母亲的羊水以及新生儿的大脑组织中均发现了此种病毒

如何治疗？

目前没有有效的药物治疗

第二十七节　重新认识一下疟疾

一、先从疟疾是什么说起

　　每年 4 月 26 日被确定为"全国疟疾日"。疟疾是什么？年长的老人或许有一定的了解，俗称"打摆子"，是一种经蚊叮咬感染疟原虫所引起的蚊媒传染病，蚊子是传播疟疾的元凶。疟疾主要表现为周期性规律发作的全身发冷、发热、多汗，长期多次发作后，可引起贫血和肝脾肿大。而年轻的朋友对疟疾则感觉有些陌生了，因为国内已经多年没有流行。其实不要恐慌，疟疾没那么可怕，是一种可防可治的寄生虫病。

二、我们不是疟疾流行区，以境外输入性为主

疟疾主要在东南亚、非洲和中南美洲的一些国家流行，这与其传播元凶——蚊子的习性有关。在全社会的共同努力下，我国基本很少出现疟疾病例，报告病例也以境外输入为主。在这里，专业人员提醒那些去疟疾高流行区工作、旅游的市民，做好个人防护很重要：出门前，先向出入境检验检疫等机构了解所到之地的疟疾流行情况，好有个准备；到了疟疾流行区，要带着蚊帐、驱蚊剂等防护品和抗疟类药品；回国入境的时候，如果出现发热、发冷、头痛等症状，要及时和口岸医疗人员联系，方便及时救治；回国后 1 个月内，如果出现上面的症状，则要及时到医院就诊，还要主动告知医护人员自己的出国史，这样好及时排查疟疾。

三、防蚊灭蚊防疟疾

防蚊的措施有很多，以物理防蚊最健康。所谓物理防蚊就是用纱窗和蚊子，天然把蚊子与家庭成员隔离开。如果要晚饭后出门散步的话，可以在身体外露部位涂抹驱蚊的防护品，少去蚊子"猖狂"的草地、池塘等地方。消灭蚊子滋生的环境也很重要。蚊子需要水为媒介来繁殖下一代，所以要保持家庭及周围干净整洁，疏通积水，我们要及时清理那些盆盆罐罐积攒的污水。

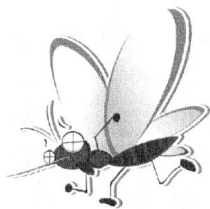

第二十八节 家养宠物当心人兽共患病

随着社会的发展，宠物已逐渐成为许多家庭的重要"成员"，成为大家亲密无间的生活伙伴。不过，太过亲密接触后，却极大地增加了感染人兽共患病的风险，一不小心就有患上"人兽共患病"的危险，下面给您支几招。

一、认识人兽共患病

人兽共患病是指在脊椎动物与人类之间自然传播的，由共同的病原体引起的，流行病学上又有关联的一类疾病。常见的人兽共患病有很多，诸如鼠疫、血吸虫病、疟疾、蛔虫病、狂犬病等等。

大家最熟知的当属狂犬病了，它是由狂犬病毒引起的急性传染病，死亡率接近 100%，主要由狗、猫等动物传播。

蚤类是在宠物与人之间传播疾病的载体。一般蚤类主要寄生在宠物身上，如果宠物在家居中畅通无阻，蚤类就会跳到床上、人身上，骚扰人，并传播鼠疫、寄生虫病。

禽流感是通过鸟类、禽类传播的一类流感病毒，其中有些病毒株会感染人。H7N9、H5N1 这些禽流感病毒，是最近几年比较火的禽流感的代表。

猫抓热也不容小觑。如果被猫抓伤或者咬伤后，有可能会出现局部皮肤的疱疹化脓和淋巴结肿大，如果处理不当，会有更严重的感染和脓肿。

二、如何自我保护

1. 预防狂犬病，给宠物注射动物狂犬疫苗很重要。如果不小心被宠物抓到、咬到，就要及时清洗消毒，到正规医疗机构处理或包扎，并依据情况接种狂犬疫苗。

2. 每年对宠物进行寄生虫方面的例行检查是很必要的。可以采用服用药物等方法进行驱虫，如蛔虫、钩虫、绦虫等等。

3. 对宠物及其生活环境消毒是必不可少的。宠物用过的布垫、毛巾要经常清洗、消毒、暴晒。定期用有杀虫效果的沐浴液给宠物洗个澡，用密齿的梳子给宠物梳梳毛。

4. 和宠物在亲近，最好不要亲吻宠物，更不要与宠物共用餐具。

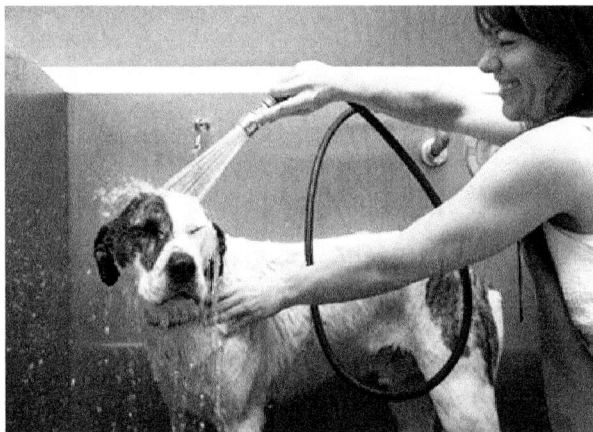

第二十九节　说一说狂犬病

狗，被称为"人类最忠实的朋友"，武能看家护院、随主人打猎，文能通人性、给人带来欢乐。然而随之而来的狂犬病，却是大家最不想见到的。首先，给狗先洗刷部分"冤屈"，并非只有狗才能传播狂犬病病毒，还有很多动物也会传播。下面给大家介绍什么是狂犬病及如何预防狂犬病。

一、认识狂犬病

狂犬病（Rabies）又叫疯狗病或恐水症，是由狂犬病病毒（Rabies virus）导致的人兽共患急性传染病。狂犬病主要影响中枢神经系统，人得了狂犬病后的特征性临床表现为恐水、畏光、吞咽困难、狂躁等，最后死于呼吸、循环和全身衰竭。人一旦发病，目前尚没有有效的临床治疗方法，几乎100％死亡，病死率是所有传染病中最高的。狂犬病在我国属于乙类法定报告传染病。不过要强调的是，狂犬病是一种完全可以预防的致死性疾病。

1. 认识狂犬病病毒

狂犬病病毒属于弹状病毒科狂犬病毒属，为单链RNA病毒。其外形似一颗子弹，有75纳米×180纳米大小，外层为含脂质的囊膜，内部为含核蛋白的核心。狂犬病病毒具有明显的嗜神经性，病毒在神经元内复制，通过周围神经进入神经分布的组织器官，如唾液腺。狂犬病病毒的抵抗力较弱,对脂溶剂敏感,容易被紫外线、季胺化合物、碘酒、高锰酸钾、酒精、甲醛、肥皂水等灭活,100℃加热2分钟即可使狂犬病病毒死亡。

2. 狂犬病离我们有多远?

近年来,在我国有23个省份、超过900个县区有人狂犬病病例的报告。病例主要分布在南方地区,其中西南、华南地区的贵州、广西和四川、重庆病例最多,而中、南部地区的湖南、广东及东部地区的江苏、山东、安徽等地也有较多的病例报告,原因是这些地区的人口分布密集,养犬数量大。

3. 狂犬病是怎么感染的?

研究表明,几乎所有的温血动物都可以感染狂犬病病毒,但最主要的为犬科和猫科动物,以及某些啮齿类动物和翼手类动物。感染了狂犬病病毒的动物咬伤、抓伤人,或舔了人的粘膜及破损的皮肤都可能导致狂犬病病毒的传播。但病毒不能通过完整的皮肤侵入机体。此外,国际上也有经角膜、肾脏、肝脏等器官的移植而感染狂犬病的报道。

4. 狂犬病是怎么发病的?

狂犬病毒自皮肤或粘膜破损处侵入人体后的发病机制过程大致为:在伤口局部可短暂停留或小量增殖,再侵入近处的末梢神经;病毒沿末梢神经向中枢神经作向心性扩展,至脊髓的背根神经节再大量繁殖,入侵脊髓并很快到达脑部;病毒在脑部大量复制后从中枢神经向周围神经扩展,侵入神经支配的各器官组织,尤以唾液、舌部味蕾、嗅神经上皮等处病毒量较多。由于迷走神经、舌咽及舌下脑神经核受损,致吞咽肌及呼吸肌痉挛,出现恐水、吞咽和呼吸困难。交感神经受累时出现唾液分泌和出汗增多。迷走神经节、交感神经节受损时,可引起病人心血管功能紊乱或猝死。

5. 狂犬病的潜伏期有多久？被狂犬咬伤是不是几十年后还会发病？

人从被带毒动物咬伤而感染狂犬病病毒到发病的时间被称为潜伏期,潜伏期的长短受多种因素的影响,比如伤口的严重程度及其距头面部的远近、感染病毒的数量和病毒的毒力等。总的来说,和其他很多传染病相比,狂犬病的潜伏期相对较长,长可达数月,但也可短为数天。从我国现有的狂犬病病例来看,大多数病例的潜伏期为半年以内,一般为半个月至三个月。

二、保护好自己

1. 怎样保护自己,避免被狗咬伤？

首先,不要招惹动物,尽量避开疯狗。不要打扰在进食、睡觉或看护幼崽的狗。不要向狗扔棍子或石子。不要接近那些拴着的狗和栅栏后面的狗。不要快速地跑近或靠近狗。狗受到惊吓或感到恐慌时会咬人。如果遇到疯狗追赶,最好不要突然转身跑开,不要直接瞪视狗的眼睛,事实证明静止不动或放缓动作可以减少被狗攻击的可能。眼睛盯住地面,然后缓慢向后移动,逐渐离开。如果遇到疯狗攻击,则要将身体蜷起,保护头面部。

2. 只有被疯狗咬伤后才会得狂犬病吗？

大多数人认为狂犬病只会通过疯狗咬伤传播,而事实并非如此。因为部分感染狂犬病病毒的狗在尚未出现异常表现时唾液中就已含有病毒,具有传染性,因此,被看似正常的狗咬伤后也须注射疫苗。前面提到过,除狗以外,很多其他动物也可以传播狂犬病,因此并不是只有被咬伤才患狂犬病,被带毒动物抓伤或舔舐粘膜后也会造成感染。但绝大多数狂犬病病例是被动物咬伤以后感染,因为抓伤和舔舐粘膜而感染的病例只占极少一部分。

3. 被狂犬咬后一定会得狂犬病吗?

犬或猫感染狂犬病病毒后,一般认为可通过唾液腺间歇性排毒,即狂犬病病犬或病猫唾液中并非随时带有病毒,因此,即使被感染病毒的狂犬咬伤也不一定会有病毒侵入体内。此外,如果被唾液中带毒的疯动物咬伤、抓伤或被唾液污染粘膜和新鲜伤口时,及时规范的预防处置可以尽早清除病毒,避免发病。

4. 怎样预防狗、猫得狂犬病?

狗、猫等宠物会感染狂犬病病毒,目前家养狗、猫已经成为我国人间狂犬病病例的主要传染源。狗、猫患狂犬病后会直接威胁到人类、特别是宠物主人的安全。因此,为了保障动物和人群的安全,宠物必须接种狂犬病疫苗以预防动物狂犬病的发生。

5. 被动物伤后,应采取什么措施预防得狂犬病?

按照世界卫生组织的推荐,首先要判断受伤的严重程度,然后再据此采取不同的处理措施:与动物仅有普通的接触或喂养动物,以及被舔的皮肤部位完好时不需要进行任何处理。然而一旦有下列情况发生,人们应该立刻就医。

如果皮肤被轻咬或者仅有轻微抓伤或擦伤而无出血时,属于Ⅱ度暴露,需要对伤口进行处理,同时接种狂犬病疫苗。

如果皮肤被咬伤或抓伤有出血、或皮肤破损的伤口被舔时、或粘膜被动物体液污染时,属于Ⅲ度暴露,则在伤口处理之后、疫苗接种之前,还需要在伤口周围注射抗狂犬病的被动免疫制剂。

在进行预防狂犬病处置的同时,要进行预防伤口感染等治疗。

6. 暴露伤口为什么需要进行处理?

伤口处理包括对伤口进行彻底冲洗、消毒处理及预防伤口感染,这对于预防狂犬病发生具有重要意义。首先,水流冲洗的机械力量能有助于减少伤口的病毒残留量;更重要的是狂犬病病毒对脂溶剂(肥皂水、氯仿、丙酮等)、75%酒精、碘制剂以及季胺类化合物较为敏感,采用肥皂水和消毒剂能够有效地杀灭伤口周围的大部分病毒。因此,彻底冲洗伤口和消毒可大大降低狂犬病发生的风险。

7. 接种疫苗期间可以洗澡吗?

洗澡对狂犬病疫苗免疫效果没有影响,但接种疫苗当天应尽量不洗澡,目的是防止注射部位感染。

8. 全程接种狂犬病疫苗后,再次被狗咬伤,如何处理? 还要接种疫苗和被动免疫制剂吗?

伤口处理:任何一次暴露后均应当及时、彻底地进行伤口处理。

疫苗接种:一般情况下,全程接种狂犬病疫苗后体内抗体水平可维持至少1年。如再次暴露发生在免疫接种过程中,则继续按照原有程序完成全程接种,不需加大剂量;全程免疫后半年内再次暴露者一般不需要再次免疫;全程免疫后半年到1年内再次暴露者,应当于0和3天各接种1剂疫苗;在1~3年内再次暴露者,应于0、3、7天各接种1剂疫苗;超过3年者应当全程接种疫苗。

被动免疫制剂注射:按暴露前(后)程序完成了全程接种狂犬病疫苗(细胞培养疫苗)者,不再需要使用被动免疫制剂。

第三十节　山林牧区旅游需防莱姆病

莱姆病因于 1975 年在美国康涅狄格州莱姆镇首先被发现而得名。我国于 1985 年首次在黑龙江省林区发现本病病例,以神经系统损害为该病最主要的临床表现。1986 年起,我国多处(特别是山区、林区和牧区)相继出现了本病的流行。此病由伯氏螺旋体致病菌所引起,一般是由带有此菌的蜱虫叮咬人体而传播到人,这种蜱的外形很像臭虫,俗称草爬子或草虱子,该病属于一种全球人兽共患的自然疫源性疾病。随着到山区、林区、牧区和自然疫区等地方旅游人员的增多,本病的发病率和发病区域均有增加趋势。

一、临床表现

莱姆病早期以皮肤慢性游走性红斑为特点,以后出现神经、心脏或关节病变,本病容易导致关节变形和残疾,严重的心脑受损者可导致死亡。

1. 红斑。一般早期的红斑多见于下腹、大腿内侧和腋窝等处,伴有轻度痛痒和烧灼感,一般 2 个月后可自愈,但别处又可复发。部分患者可有不同程度的头痛、发热、乏力和淋巴结肿大。

2. 心脏受损。发病数周至数月后可出现心肌炎、心包炎、心肌肥大、房室传导阻滞和左心室功能不全等，可持续数日至数周，且常易复发。

3. 神经系统损害。以脑膜炎、脑炎、颅神经炎、运动和感觉神经炎最为常见。如果神经系统受损，可出现无菌性脑膜-脑炎、神经炎(以面神经炎最常见)、脊髓炎等症状，也可反复出现，数月后进入慢性期和留有不同程度的神经后遗症。

4. 骨关节受损。发病数周至数年后可出现反复发作的关节炎病症，与类风湿性关节炎相似，多为突发性单关节炎或游走性多发性关节炎，以膝部等大关节最常见。

二、传播方式和特征

每年的4～5月和8～9月为湿温季节，是旅游的旺季。这个时段正是蜱的活动高峰期，也是莱姆病的流行季节。

莱姆病与蜱虫叮咬有关，人和鼠、兔、狗、狼、猪、鸡、鸟等动物是易感者，皆可被带菌蜱叮咬而感染和发病。感染概率主要取决于进入高发病区与自然疫源区蜱的实际接触时间长短和频率。

如果旅游地区蜱虫的密度相对较高，而气候又相对湿度较大，当带菌或患病的上述动物被蜱叮咬时，伯氏螺旋体将被吸入蜱体。这类小蜱虫常附着在小草和小树梢上，伺机爬到行人的腿、手、足和颈部，并常喜欢停留在腹股沟和腋窝等较温热的体部。

通过蜱叮咬伯氏螺旋体被注入人体内，并随血液和淋巴液散布至全身各处。螺旋体可长期存活于人体组织、血液、脑脊液和关节液中，如治疗不当和不及时，将不断"复发-缓解"后进入慢性炎性病理过程，最终导致长期不愈。

三、防蜱是重点

在蜱活动旺季进入山区、林区和牧区及家禽家畜饲养场内旅游时,应特别加强个人防蜱叮咬措施。

尽量避免在草地、树林等环境中久坐久卧。最好穿戴长裤、长袖衫、长筒弹力袜和手套,并将裤口和袖口扎紧后分别塞入袜子和手套内。也可穿风衣或外套,戴宽边帽,穿紧领上衣和扎紧领口。返回住处时,要注意察看并去掉附着在衣物上的蜱虫,建议先在户外将衣帽、裤袜、手套等物脱下进行拍抖,以确保安全。

暴露的皮肤可以涂抹"避蚊胺"等,衣服和帐篷等露营装备最好用杀虫剂浸泡。

当疑似患莱姆病时,应立即去医院诊治。早期应用青霉素等抗生素治疗,多能取得良好的效果。

四、正确取出已经钻进皮肤的蜱

蜱虫叮咬后,可用酒精涂在蜱虫身上,使蜱虫的头部放松或死亡,再用尖头的镊子小心取下整体的蜱虫。也可用烟头、香头烫蜱虫,使其头部自己慢慢退出皮肤。切不可生拉硬拽,这样会造成蜱虫头部断开,留在皮肤里不易取出。

第三十一节 芦苇江滩谨防血吸虫病

阳春三月,天气渐渐转暖,人们离开喧哗的城市,走进大自然,玩耍在山水间,陶醉嬉水。但是如果在血吸虫病流行区,不经意间,就有可能得一种人们可能已经淡忘的疾病——血吸虫病。血吸虫病是一种严重危害人民身体健康、影响社会和经济发展的寄生虫病。据世界卫生组织估计,全球有75个国家和地区有血吸虫病的流行,受威胁人口约6.25亿,感染血吸虫病者1.93亿。血吸虫病流行历史悠久,我国为日本血吸虫病流行区,1972年在湖南长沙马王堆出土的西汉女尸肝、肠组织中发现日本血吸虫卵,说明我国至少在2100多年前就有血吸虫病流行。

一、血吸虫与血吸虫病

血吸虫是一种寄生虫,因其成虫期寄生于哺乳动物血管中而得名。血吸虫病是由人类或哺乳动物感染了血吸虫所引起的一种疾病。解放前,许多人惨遭血吸虫病的危害而丧生,有的村舍也因血吸虫病而被毁灭。患了血吸虫病的病人,早期可以不出现症状,或者可以出现腹痛、腹泻、大便带血和乏力等症状,但是,一般不会引起人们的重视,如果得不到及时的检查和治疗,天长日久,重复感染,就会逐渐形成慢性晚期血吸虫病;小孩患了血吸虫病则影响生长发育,长不高,智力低下,看起来就像小老头一样;如果发展成

113

晚期血吸虫病,则腹腔里就会有腹水,肝脾肿大,表现出肚大如鼓、骨瘦如柴,所以人们又把血吸虫病叫做"大肚子病"等,有的还会大呕血,严重危及生命。

二、血吸虫病的感染方式

血吸虫病的感染方式及途径取决于生产生活方式的不同。在易感环境从事插秧、田间管理、割运湖草、抢收早熟作物、捕鱼捉虾等生产活动均可引起感染;另外,抗洪抢险时由于人体接触疫水的面积大、次数多、时间长,也易引起感染,甚至成批急性感染。从事洗衣、淘米洗菜、游泳、嬉水等生活活动同样可导致血吸虫感染。

三、什么季节易感染血吸虫病?

人人均可能感染血吸虫病,接触疫水次数越多、时间越长,感染的可能性就越大。人在一年四季都可能感染血吸虫病,但在气温较高的4～10月份最容易感染。春季气候温暖,雨水多,人们生产繁忙,下水频繁,感染机会也多。夏季气温高,下水游泳的人数多,接触疫水的时间长,体表暴露的面积大,增加了感染机会。急性血吸虫病感染以夏季最为常见。

四、血吸虫病是怎样传播的?

血吸虫终生寄生在人或哺乳动物的肠系膜静脉血管内。成虫产出的虫卵一部分随血流入肝脏,造成肝损害,另一部分由肠道随粪便排出体外。虫卵在水中孵出毛蚴,毛蚴钻入钉螺体内发育成尾蚴,尾蚴从钉螺体内逸出后漂浮在水面,含有尾蚴的水是疫水。人畜一旦接触疫水,仅需 10 秒钟,尾蚴就能经皮肤钻入人畜体内而致病。

五、儿童和青少年如何预防血吸虫病?

儿童和青少年应当学习一些血防知识和防护方法,不要到有钉螺的水中玩耍、游泳、捞鱼虾等。同时学校和孩子家长要加强对学生校外活动的管理,特别是暑假期间一定要严禁学生到疫区放牧、游泳、捞鱼虾等活动;并要对学生讲授血防知识,强化学生的血防意识。

六、渔民和船民怎样预防血吸虫病?

渔民、船民是感染血吸虫的高危人群,由于长时间在水上作业、生活,接触疫水而被感染的机会极大,因此应购买一些血防专用防护药品,在每次下水前涂擦暴露在外的皮肤。捕鱼时尽可能穿连鞋的橡胶衣裤或较厚的长衣长裤。饮水和用水时应提取河心深处的水。渔民、船民每年至少主动接受一次血吸虫病检查和必要的药物治疗。

七、怎样知道自己得了血吸虫病?

凡是在血吸虫病流行区生产、生活或到流行区参加过抗洪抢险、旅游的人,无论何种民族、性别与年龄,只要接触过疫水(有钉螺的水域),并出现皮疹、发热、腹痛、腹泻、身体消瘦、四肢无力等症状时,应高度警惕,及时到当地医院进行全面查治。没有明显症状的人,也应进行血吸虫病排查。

八、如何治疗血吸虫病?

吡喹酮常规治疗方法为:成人总剂量为 60 毫克/公斤(儿童体重小于 30 公斤者总剂量为 70 毫克/公斤),2 天(或 1 天)分服,由于饭前服用的副反应较饭后服用者多,因此以饭后或餐间服为宜,体重以 60 公斤为限。

第三十二节　　秋天是给儿童驱蛔虫的好时节

蛔虫病是幼儿时期最常见的一种肠道疾病,在儿童中发病率相对较高,是宝宝家长头疼的事情。秋天到了,天气逐渐转凉,蛔虫的生命力随之下降,是个驱虫好时节。

一、蛔虫病多从口入

蛔虫病,是最常见的小儿肠道寄生虫病。环境被蛔虫卵污染,是婴幼儿感染的主要来源。宝宝喜欢用手抓食物吃,喜欢吮手指,还喜欢把手中的玩具放在嘴里,这些都有"危险",如果宝宝指甲缝中藏有蛔虫卵,则它们就会随着手和食物进入人体内。

二、为什么秋季给孩子驱虫最好?

在夏季,面对新鲜的水果蔬菜,大家总会情不自禁地拿来就吃。如果没有洗干净就生吃,则很容易感染蛔虫卵。成熟的蛔虫卵进入体内后,会随着血液循环周游一番,最终到达小肠,在那里发育成成虫,这个过程大概需要 60～70 天的时间。因此,等到达小肠了,也到了金秋时节。药物驱虫的最佳部位是小肠,可以在短时间内有效杀死蛔虫。所以,秋季适合驱虫。

三、预防蛔虫病很关键

预防是避免孩子受蛔虫侵害的最好的办法,下面提几点小建议:

1. 防止病从口入,养成饭前便后洗手的好习惯,最好用流动水洗手。

2. 在孩子生吃水果蔬菜的时候要多加注意,可以去皮的(不影响营养前提下)的可以去皮吃;如果带皮吃的,要仔细认真清洗。

3. 家里要定时杀菌消毒,特别是宝宝喜欢攀爬玩耍的地方更要注意清洁卫生。孩子使用的玩具、餐具等生活用具也要做好消毒工作。

第三十三节　认识艾滋病

艾滋病全称是"获得性免疫缺陷综合征",英文缩写"AIDS",简称艾滋病。它是由艾滋病病毒引起的一种严重传染病,病死率较高。艾滋病病毒感染者和病人都具有传染性,目前还没有治愈艾滋病的药物,也没有预防的疫苗,但已有较好的治疗办法,能有效延长病人生命,提高生活质量。了解艾滋病预防控制知识,有利于控制当前艾滋病疫情的蔓延,保护普通人群的生命健康。

一、艾滋病是怎么传播的?

艾滋病病毒主要存在于人体的血液、精液、阴道分泌液以及乳汁中,通过亲密接触这些液体可以导致艾滋病的传播。当前,艾滋病主要有三种传播途径:性接触、输血或血液制品和母婴传播。

性接触是当前艾滋病传播的主要途径。性接触可以是男女之间也可以是男男之间。性活动(包括阴道性交、肛交和口交)时,由于性交部位的摩擦,很容易造成生殖器黏膜的细微破损,这时,病毒就会乘虚而入,进入未感染者的血液中。值得一提的是,由于直肠的肠壁较阴道壁更容易破损,所以肛门性交的危险性比阴道性交的危险性更大。

血液传播是感染最直接的途径了。输入被病毒污染的血液，使用了被血液污染而又未经严格消毒的注射器、针灸针、拔牙工具，都是十分危险的。另外，如果与艾滋病病毒感染者共用一只未消毒的注射器，也会被留在针头中的病毒所感染。

母婴传播是指如果母亲是艾滋病感染者，那么她很有可能会在怀孕、分娩过程或是通过母乳喂养使她的孩子受到感染。

艾滋病虽然很可怕，但它不会通过我们日常的活动来传播，也就是说，我们不会经浅吻、握手、拥抱、共餐、共用办公用品、共用厕所、游泳池、共用电话、打喷嚏、蚊虫的叮咬而感染，甚至照料艾滋病患者都没有关系。

二、怎么预防艾滋病？

虽然我们还没有找到一种可以治疗艾滋病的方法，但是我们仍然可以预防它。

洁身自爱，遵守性道德是预防艾滋病的根本方法。要坚决抵制卖淫、嫖娼等违法行为。

进行安全的性行为，每次发生性行为时都正确使用安全套。

及时、规范的治疗梅毒、淋病等性病可大大降低感染艾滋病的可能。

避免不必要的输血和注射，进行穿破皮肤的行为时保证用具经过严格的消毒。

要到正规医院看病，避免去无证小诊所补牙、打针、整容等。

远离毒品，更不能共用针头注射毒品。坚决拒绝品尝毒品。

采取有效措施阻断母婴传播,包括服用阻断药物和采用人工喂养。

三、怀疑感染艾滋病怎么办?

一旦发生易感染艾滋病的危险行为,或者怀疑自己得了艾滋病,要到当地疾控中心或者正规医院进行咨询检测,检测结果是保密的。

常见的危险行为包括:有过一夜情、嫖娼、卖淫等行为,有过多性伴、男男性行为、遭强暴等;与他人共用针头注射毒品;到非法采血点卖血等。

需要说明的是,仅凭身体的症状和体征是不能判断是否感染艾滋病的,必须进行艾滋病病毒抗体检测才能判断,所以怀疑自身感染艾滋病后应当及时检测,千万不要自己乱下诊断。

四、艾滋病有哪些症状表现?

从感染艾滋病病毒到发病有一个完整的自然过程,临床上将这个过程分为四期:急性感染期、潜伏期、艾滋病前期、艾滋病期。

急性感染期,常有发热、皮疹、淋巴结肿大,还会发生乏力、出汗、恶心、呕吐、腹泻、咽炎等症状,但常常比较轻微,容易被忽略。

潜伏期,患者没有任何临床症状,但体内病毒还在繁殖,损害人体健康。这个阶段患者和常人无异,难以发现。

艾滋病前期,这个阶段出现艾滋病相关的症状体征,如淋巴结肿大,全身不适,肌肉酸痛,不明原因消瘦,容易感冒发烧腹泻,皮肤感染等。

艾滋病期,属于疾病晚期,出现各种严重综合病症,如肿瘤,直至死亡。

五、如果得了艾滋病怎么办?

首先不要担心,虽然就目前的医疗水平艾滋病尚无法被治愈,但是医生可以通过一些药物,降低病毒繁殖,保障人体相对健康状态,提高患者的生活质量,减少艾滋病传播。很多感染了艾滋病病毒的患者,仍然能够非常好地生活、工作。一定要听从疾控中心医生建议,定期接受身体检查,提倡早期服药治疗。在服药期,按时、规律、全程服药,可以很好控制病情,延长寿命。

六、国家对艾滋病病人有哪些政策帮助?

当前我国对艾滋病病人实行"四免一关怀"政策,"四免"包括免费提供治疗药物;所有自愿接受艾滋病咨询和病毒检测的人员,都可在各级疾病预防控制中心和指定的医疗机构,得到免费咨询和艾滋病病毒抗体初筛检测;对已感染艾滋病病毒的孕妇,常州地区由妇保机构提供健康咨询、产前指导和分娩服务,及时免费提供母婴阻断药物和婴儿检测试剂;地方政府为艾滋病遗孤提供免费义务教育。

"一关怀"是指国家对艾滋病患者提供救治关怀,各级政府对经济困难的患者给予生活补助;扶助有生产能力的艾滋病患者从事力所能及的生产活动,增加其收入。

第三十四节　不要忽视麻风这个古老的疾病

提起麻风病,想必多数人都很陌生。可在医学不发达的古代,它确是困扰健康的一道"枷锁",是有着三千多年历史的慢性传染病。而在几十代医学工作者的不懈努力下,在医学已经比较发达的今天,这种传染病已和我们渐行渐远。不过至今,它还没有被完全消灭,仍有零星病例出现。

一、麻风病是一种什么病?

麻风病是由麻风杆菌引起的一种慢性接触传染性皮肤病,主要侵犯皮肤和浅表神经。临床上常有皮肤和神经症状。晚期病人可有眼、鼻、咽喉、淋巴结及内脏损害。

二、麻风病是怎样传染的?

麻风病病源菌是麻风杆菌。主要传染方式是直接接触传染,即健康人破损的皮肤和粘膜直接接触病人含有麻风杆菌的皮损或粘膜损害。其次是间接接触传染,即健康破损的皮肤或粘膜经常接触病人用过的生活用品或生产工具而造成感染。

感染了麻风杆菌不一定发病。是否发病主要决定于本人机体对麻风杆菌的抵抗力(免疫力)。调查统计显示95％以上的成人对麻风病有免疫力。

三、麻风杆菌的抵抗力如何？

麻风杆菌对外界环境的抵抗力相对较弱,经紫外线照射30～60 分钟或经日光直射 2 小时即完全失去活力,但在碎冰中保存 20 天后或在室温(14℃～24℃)条件下保存 2 周,活力才完全丧失。麻风菌对热十分敏感,60℃时经 10～30 分钟即完全失活。

四、感染了麻风菌就一定会得麻风病吗？

绝大多数人(约 95%)对麻风杆菌具特异性免疫力,即使麻风杆菌侵入机体也很快会被消灭而不会引起发病,只有少部分免疫力低下或存在免疫缺陷者才会导致发病。

五、得了麻风病有哪些表现？

1. 面部浮肿、发红、发光,似"酒醉"面容。常伴眉毛稀疏脱落及脸部蚁行感或异物感。

2. 身上生斑、起结节或斑块,有的斑块像癣,但不痒,用治癣的方法治不好。

3. 皮肤麻木、不出汗,特别是斑和斑块处。有的筋痛(神经痛)作风湿治疗无效。

4. 手指伸不直,虎口无肉(肌肉萎缩)形如鸡爪。

5. 足底溃烂,无明显疼痛,久治不愈。

6. 走路跛脚，步态异常。

7. 口角歪斜，不能作吹口哨动作。

8. 眼睛闭不拢，似兔眼。

麻风病可具备上述症状，但有上述症状者不一定是麻风病，应找医生仔细检查，以求确诊。

六、麻风病特征可以归纳为十大线索口诀

为便于基层防治人员和广大群众认识和报告麻风病，将麻风病特征概括为十大线索口诀作为参考：生疮生癣，不痛不痒；红斑白斑，麻木闭汗；虎口无肉，手指弯曲；吊脚跛行，歪嘴兔眼；眉手脱落，面如酒醉；手足起泡，不知痛痒；四肢筋痛（神经），疼痛难忍；足底溃烂，久治不愈；面部结节，耳垂肥大；长期接触，勿忘检查。

七、麻风病能治愈吗？

麻风病是"不治之症"的年代早已成为历史，麻风和其他慢性病一样，完全能治好。随着科学的发展，治疗麻风病的药物越来越多。上世纪40年代，用氨苯砜治疗麻风收到很好的效果，后相继研制出利福平、利福定、氯苯吩嗪等多种强杀伤和抑制麻风杆菌的药物。现使用联合化疗，即用两种以上作用机理不同的药物联合使用治疗麻风，如：利福平、氨苯砜和氯苯吩嗪，疗效显著，一般服药1星期，体内细菌可杀死95％以上。坚持服药，少菌型麻风服半年时间，多菌型服两年时间，麻风病就治愈了。

八、怎样预防麻风病？

1. 麻风病的预防主要是早发现，早治疗。对现症病人的家属及其密切接触者进行健康检查，做到及时发现，及时治疗。

2. 大力宣传普及麻防知识，争取早防、早治。

3. 搞好爱国卫生运动，增强体质，减少发病。

九、麻风病人需要隔离治疗吗？

麻风病人不应与家人和社会隔离，治疗就在家进行，病人只要服药 1 周后，基本上就失去传染性。病人在家治疗不但可和家人一起生活，而且可以从事他应从事的工作。

十、怀疑自己患了麻风病怎么办？

如怀疑自己的症状像麻风，应及早去当地皮防站（所）或疾控中心就诊，我国麻风病治疗是免费的，千万不要讳疾忌医，贻误病情，失去早诊断、早治疗、早康复的机会！麻风病一般不致命，但会损害神经且不可逆。如耽误治疗时机会给自己留下终身残疾！

第三章 环境中的健康危害因素与健康

第一节 陌生的"噪声聋"

研究表明,噪声,即发声体做无规则振动时发出的声音,对人体健康有损坏,但即使不是噪声,而是乐声,也有可能影响健康,这是由声音的高低和大小来决定的。人耳能听到的声音频率为20～20 000赫兹,在人能听到的声音频率范围内,分贝越高,对人的健康造成的危害越大。

声音的高低由频率决定,频率越高音调越高,当声音超过70分贝时,人就会觉得很吵,神经细胞会受到破坏,超过90分贝的时候,吵闹加剧、听力会受损。大多数国家都将听力保护标准定为90分贝,这能够保护80%的人,只有在80分贝以内,才能够保护100%的人不致耳聋。

关于噪声污染的话题,随着人们对自身健康的重视,引发越来越多的人关注。而对于大多数公众来说,"噪声聋"是一个陌生的词汇,这里给大家普及一下这一词汇的由来。噪声聋,属于慢性过程,患者初期除主观感觉耳鸣外,无耳聋感觉,交谈及社会活动能正常进行。随着病程的进一步发展,如继续长时间在噪声环境下工作,听力损失到语言频段且达到一定程度时,患者主观感觉语言听力出现障碍,表现出生活交谈中的耳聋现象,即所谓的噪声聋。大部分噪声聋为职业性噪声聋,即从事特殊职业者长期在工作过程中接触生产性噪声而发生的一种进行性感音性听觉障碍,这与其接触噪声的时间、强度特别是噪声作业工龄有极大的关系。2014年,江苏省疾控中心在公布的职业病新发病例和疑似职业病病例中提示:前三位中都有"噪声聋"。保护耳朵,远离噪声很有必要。

一、认识噪声

噪声是一种很常见的职业性有害因素。在生产过程中产生的,那些听起来使人感到厌烦的声音,就是生产性噪声或工业噪声,细分的话有机械性噪声、流体动力性噪声和电磁型噪声。除此之外,还有很多,如交通噪声和生活噪声等等。

二、噪声对人体的影响

不要小看"噪声",它对机体的损害还是很大的。噪声早期对人体产生的不良影响多为可逆性、生理性改变。但长期接触强噪声,机体可出现不可逆的、病理性损伤。其影响是全身性的,即除听觉系统外,也可影响非听觉系统。

三、噪声对听觉的危害

大家是不是有这样感觉,当进入一个嘈杂的环境里,开始觉得很吵,但随着待的时间久了,就慢慢地感觉没那么吵了,到最后甚至觉得声音有点小了。这就表明,您的听觉适应疲劳了。这还是可逆的,如果长时间在噪音环境下,就会出现听觉损伤,甚至会听觉丧失。

四、控制噪声危害的措施

1. 生产企业要根据具体情况采取技术措施,控制或消除噪声源,这是从根本上解决噪声危害的一种方法。噪声传播过程中,采用吸声和消声技术,能够获得较好效果。

2. 在工作中,作业工人要佩戴个人防护用品,最常见的耳塞或耳罩。要避免长时间加班和连续工作,否则容易加重听觉疲劳,适当的工间休息是非常必要的。

3. 接触噪声的工人要定期进行健康检查,特别是听力检查,以便早期发现听力损伤,及时采取防护措施。

第二节　不起眼的尘螨易引发过敏

俗话说"三个月不晒被,600万螨虫陪你睡"。居家环境和办公场所里都会有千军万马的尘螨,听上去有些夸张,但也提示我们,螨虫是困扰我们的一个重要因素,特别是最常见的尘螨,它是导致过敏性体质和新生儿过敏的主要病原之一。

一、简单认识尘螨

尘螨体型微小,肉眼很难发现,需要依靠显微镜才能看到,它们普遍存在于卧室内的枕头、被褥、软垫和家具中。尘螨的食物是粉末性物质,比如动物皮屑、面粉、棉籽饼和真菌等,因此,这种小动物生存空间极大,基本上只要有人和动物的地方,就会有尘螨,不仅数量众多,而且繁殖很快。

二、尘螨的危害

尘螨不咬人,但尘螨会让过敏性体质的成人以及新生儿过敏。尘螨的排泄物、分泌物和死亡尘螨的分解产物都是过敏原,螨虫的粪粒致敏性最强。这些东西分解为微小颗粒,通过铺床叠被、打扫房屋等活动,使尘埃飞扬,过敏体质者吸入后会产生过敏反应。

三、晒被子能除螨,但拍是拍不掉过敏原的

老辈们所说的晒被法,也不能完全起到除螨的效果。虽然长时间的暴晒能杀死被子上的螨虫,但也存在问题,那就是螨虫的尸体、粪便等仍旧遗留在被子上,即使用拍子拍打被子,这些过敏原

也是拍不掉的,所以这种方法的效果依然不理想。

四、对付尘螨,清洗清洁才是王道

那要对付螨虫,最有效的方法是什么呢?经常清洁清洗最为有效。建议用热水洗。床单、被套和枕套都是最容易滋生尘螨的地方,最好每周都用 55℃以上的热水浸泡 10 分钟,这样才能杀死尘螨。每次都用开水洗也不太现实,所以经常正常清洗,然后暴晒就可以了。另外,尘螨喜欢生活在温暖潮湿的地方,最适宜的环境是 25℃±2℃,相对湿度 80%。阴雨天,如果无法晒被子保持床品干燥,可以在睡觉之前使用电热毯,降低床铺的湿度。有研究显示,使用电热毯使床铺的湿度减少 24%,使用 3 个月后可使被褥中的尘螨含量减少 30%左右。甚至在冬天里,把床品放在露天,也可以冻死尘螨。

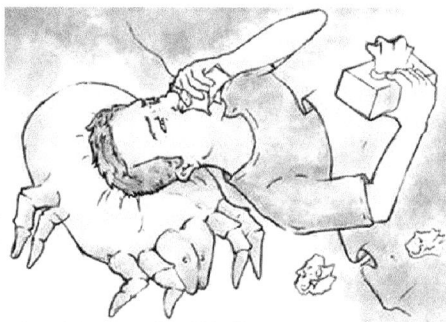

第三节　说说古老的昆虫——"小强"

"小强"是蟑螂的代名词。蟑螂,这个与恐龙生活过,见证人类演变和人类社会发展的古老昆虫,以其超强的生命力和适应力繁衍至今,成为我们人类不受待见的"伴侣"。

一、"小强"的习性

蟑螂,学名是"蜚蠊"。它的种类很多,主要分布在热带、亚热带地区,具体生活在野外或室内。家中常见的蟑螂,大的如美洲蟑螂、澳洲蟑螂等,小的如德国蟑螂、亚洲蟑螂等。家居的蟑螂,一般夜行畏光,喜好夜间出没。在室外的蟑螂,喜欢躲藏在垃圾堆、下水道、污水沟等阴暗潮湿的场所;而室内的蟑螂,则喜欢躲在厨房的角落、碗橱的缝隙、冰箱洗衣机的贴墙处等地方,一般很难发现。

二、笔记本电脑是蟑螂喜欢去的地方

笔记本电脑运行中和运行后往往产生一定的热量,制造出一种温暖的环境,成为蟑螂安家落户的不错选择。别看散热孔很小,只有几毫米宽,但个头小的蟑螂也很容易钻进去。建议大家尽量不要在笔记本旁吃东西,因为食物残渣很容易引来蟑螂。用完电脑后,最好收到包内,以减少蟑螂进入电脑的可能性。

三、蟑螂携带的病原微生物可不少

蟑螂的体表和消化道可以携带多种病原微生物,如痢疾杆菌、沙门氏菌、葡萄球菌、寄生虫卵、肝炎病毒等等。蟑螂有边吃边排泄的习惯,因而污染的食物就存在传播疾病的风险。此外,蟑螂的分泌物、排泄物、呕吐物还可以引起人体的过敏反应。

四、搞好卫生最重要

预防蟑螂的关键是搞好家里的环境卫生,保持清洁。应经常对厨房、卫生间、卧室的死角进行打扫,保持清洁干燥,不给蟑螂藏身之地。及时清理食物残渣,吃不完的食物要封闭打包或放置冰箱中,不给蟑螂提供良好的"就餐环境"。及时擦干室内水渍、关紧水龙头,不给蟑螂创造舒适的"生活环境"。收到包裹、邮件什么的,先检查下看看有没蟑螂成虫或乱芙。

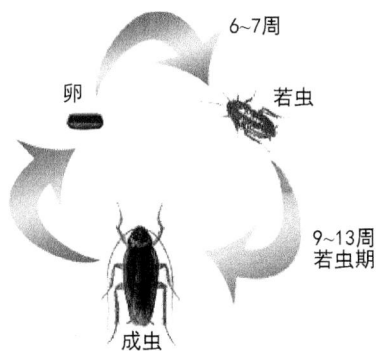

6~7周

卵

若虫

9~13周
若虫期

成虫

第四节　为防传染病防蚊灭蚊有讲究

蚊虫能够传播如登革热、黄热病、流行性乙型脑炎、西尼罗病毒脑炎、基孔肯雅热、寨卡病毒病等多种疾病。根据世界卫生组织报道,病媒传播疾病在所有传染病中占比超过 17%,并且每年造成 100 多万人死亡。我国法定报告传染病中有约 1/3 属于病媒传染病,而其中又以蚊媒传染病最多。蚊子虽小,但是因为通过它叮咬人体可以传播的传染病却有很多种类,因此,蚊子历来被列为"四害"之一。

烈日炎炎,酷暑难耐!然而更让人恼怒的是身边哼着嗡嗡嗡小曲的蚊子。每当专心工作或是酝酿进入梦乡的时候,总有烦人的蚊子在耳旁萦绕!一不留神便收获一个"红包"。自古以来,为了驱蚊,人类可谓使尽浑身解数,"恨不得"要和这货同归于尽。相信大家都感同身受,睡觉时蚊子在你身边恣意挑衅,有时宁愿怒掌自己一记耳光也要报这"血"海深仇。然而,这么多年来,蚊子一直嚣张得很,无论蚊香还是各种"化学武器",都无法将其从地球驱逐出境。随着生活水平和生活品质的提升,夏季一到,为了家人和孩子不受蚊子的困扰,防蚊灭蚊大有讲究。

一、认识本地区常见蚊子的类型

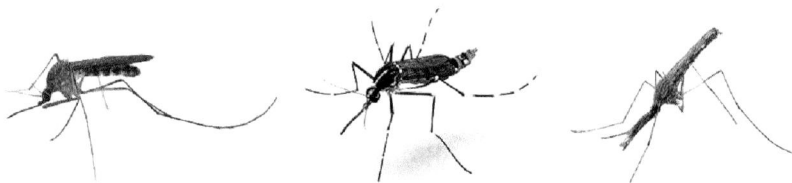

库蚊	伊蚊(花蚊子)	按蚊

这三种蚊子生活习性和爱好各不相同……

1. 库蚊。又称为"家蚊",常混迹于室内,习惯在夜间咬人吸血。这种蚊子生性邋遢,自虫卵起即被产在下水道、污水沟、洼地积水等比较脏的水体中。

2. 伊蚊。本地区的伊蚊即为白纹伊蚊(未监测到埃及伊蚊),又称"花蚊子",被封为"白领＋骨干＋精英"的称号,活动半径小,一般仅在孳生地周围约 100 米左右活动,有时可借助风力飞至 2 公里以上。伊蚊飞行速度极快,飞行能力高超,可以做俯冲、急转弯等高难度动作。白纹伊蚊喜好在白天吸血咬人,其叮人"快、准、狠"。幼虫主要孳生在瓶瓶罐罐、树洞、竹洞、水培植物、废弃轮胎等各类的小型清水中。

3. 按蚊。是"稻田型"蚊虫,飞行时身体与物体表面呈30～45度斜角。咬人时,通常未吸到血,人体即有感知了。按蚊幼虫主要孳生在稻田、荷塘、涧溪等自然清水中。

二、怎么防制蚊虫？

（一）做好蚊虫孳生地清理

前面讲到，蚊子是从水中长成的，防蚊工作重点是管好蚊虫孳生地，各企事业单位应从以下几个方面做好蚊虫孳生地清理工作。

1. 积极开展爱国卫生运动，发动全民搞好环境治理。"人人动手，从我做起"，清除各类卫生死角，妥善处理如瓶瓶罐罐、废弃饭盒等易积水的各种废弃生活用品。将贮水的容器适当地盖好，翻盆倒罐清除家前屋后各种小型积水，把地面不平处填平，将树洞堵塞等。

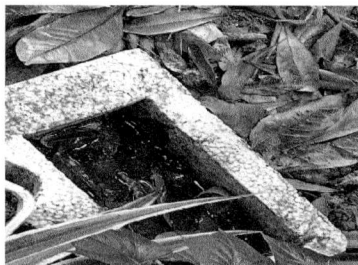

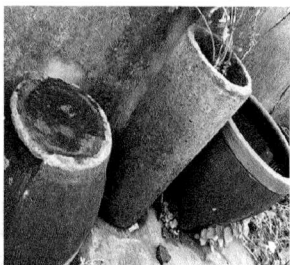

2. 合理规划，搞好基础设施建设。实行沟渠硬底化和暗渠化，经常疏通沟渠、污水井并排除积水，安装防蚊闸。污水井、地下室（人防工程）、排水沉污井、坑洼地的积水要及时清除，可定期在城市管道沟中投放灭蚊幼缓释剂。

135

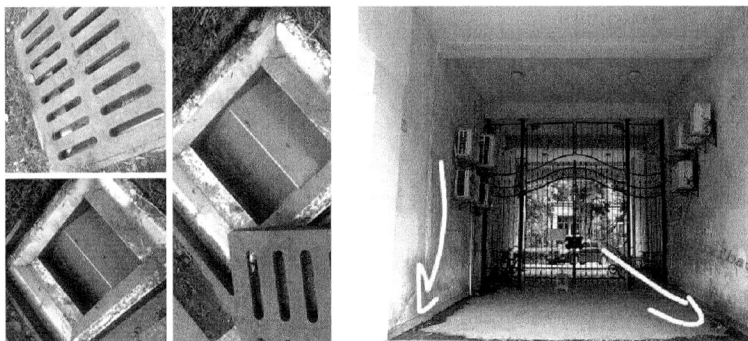

3. 单位或家庭种养水培植物的瓶、盆、盆景应坚持每周换水，在换水时要将植物根部和容器内壁及底部彻底清洗干净，供观赏的喷水池可放养食蚊鱼或观赏鱼，饮用蓄水池应每季度清洗一次。冰箱、空调等底部接水托盘要坚持每周清除积水。

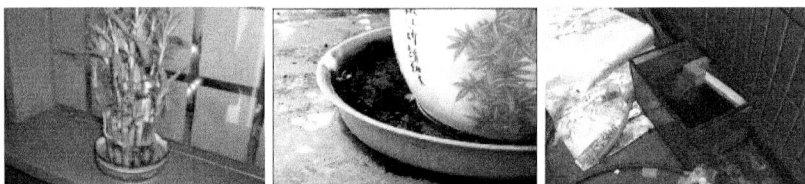

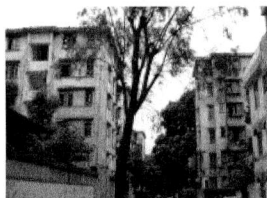

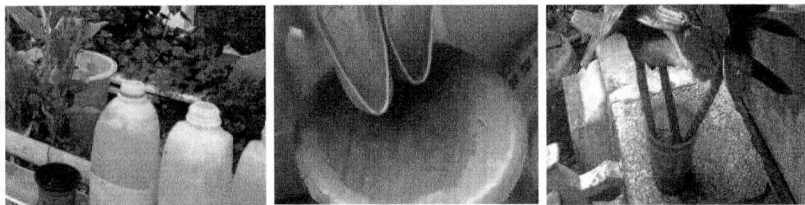

4. 做好建筑物的防蚊管理,建筑物的反梁结构和平顶屋应设置排水系统,每周疏通和清除淤积一次;雨棚要改建成斜坡,防止积水;屋顶水箱加盖密闭,定期检查;二次供水和室内消防水池的通气口应设纱网,池盖应密封。

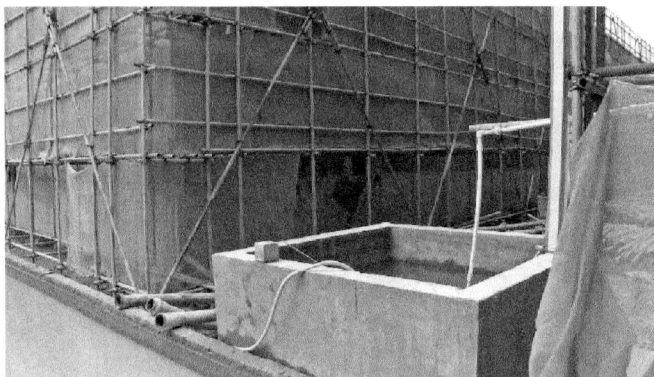

5. 公园、游乐场等场所要及时疏导堵塞的排水管道,填平或引流无用途的地面洼地。对各种类林木、竹林、奇山异石或人工开凿形成的石穴、树洞,要进行填塞,竹筒可作十字劈开。绿化草皮自动喷水的水掣装置点的积水要每周检查一次,及时清除(吸干)处理。学校用来做游乐设施的废轮胎要在其底部打孔刺穿以便积水及时流出。

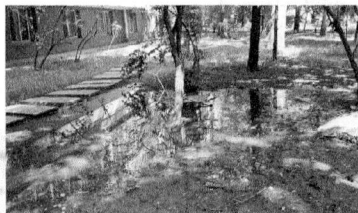

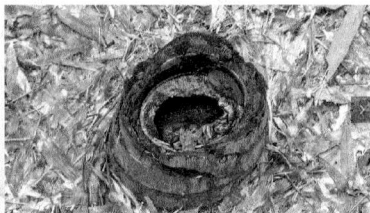

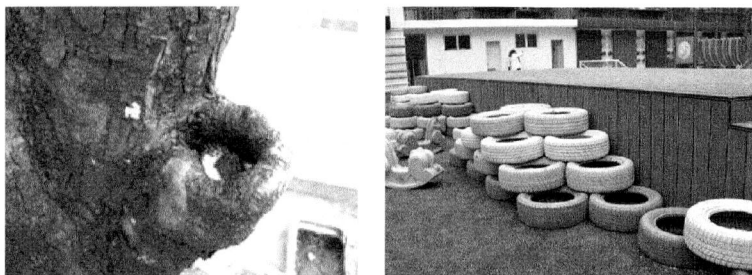

(二) 做好蚊虫防护,避免蚊虫叮咬

1. 家庭安装纱门、纱窗,室内可使用蚊帐等。

2. 必要时使用蚊香、电蚊拍、灭蚊灯等装备。

3. 避免蚊子活动高峰期在树荫、草丛、凉亭、垃圾站等地方逗留。

4. 外出时可穿长袖衣裤,在皮肤裸露部分涂抹驱避剂。

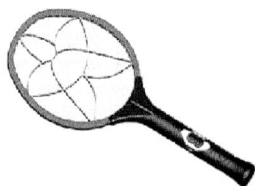
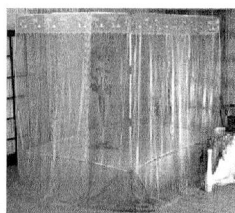

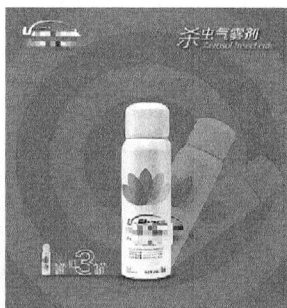

（三）化学灭蚊——有效降低蚊密度

1. 对一些无法清理的积水，如居民区地下车库、窨井、城市污水管道等由专业人员定期投放灭蚊幼缓释剂杀灭幼虫。

2. 在蚊子栖息的表面，如室内的墙壁、衣柜背面，室外蚊虫栖息处等，可以喷洒持效药剂进行防蚊灭蚊。家里蚊虫密度高时也可以选用家用卫生杀虫剂，如市售有合格证的杀虫气雾剂等。

（四）出行旅游做好防蚊

暑期，广大市民前往登革热流行的国家和地区时，应采取以下措施减少与蚊子接触的机会：尽量穿浅色长袖衣服和长裤，在皮肤裸露部分涂抹防蚊驱避剂；在伊蚊活动高峰时刻应避免在树荫、草丛、凉亭、垃圾站等蚊虫栖息地逗留；居住场所要有必要的防蚊措施，使用防蚊剂或悬挂蚊帐等；从登革热等蚊媒传染病流行地区回来后，若出现不适症状应及时到正规医院就诊，并主动告知近期外出旅行史。

（五）被蚊子叮咬后的正确处理

被蚊虫叮咬后，多数人的感觉是痒，于是不停地抓挠，其实这样治标不治本。蚊子吸血时口器刺入皮肤，其唾液或毒液侵入皮肤，导致人体皮肤产生变应性反应而引起炎症。严重时可出现个别患者局部产生大疱、出血性坏死等严重反应，这是夏季皮肤科常见病症。因此，被蚊虫叮咬后可以使用止痒药，或者冷敷轻拍。切记不要用手抓挠，以免将皮肤挠破伤口发生感染。止痒常用方法有外敷花露水、风油精或牙膏等。如果症状严重或出现发热全身不适，应及时前往医院就诊。

第五节　警惕受限空间里的有毒有害气体

　　您可能没有从事过这种工作,但十有八九见过这种工作者,如在阴井盖下检测燃气管道的工人。他们在一些狭小的空间里工作,通风不良,容易造成有毒有害气体积聚和缺氧,这种空间学术上讲是受限空间,如炉、塔、釜、罐、槽车以及管道、烟道、隧道、下水道、沟、坑、井、池、涵洞、船舱、地下仓库、储藏室、地窖、谷仓等。

　　与非受限的或开放的空间相比,受限空间可更容易发生中毒、窒息、疲劳及事故。受限空间作为一个特殊的职业卫生问题,许多企业和从业人员对该作业存在的职业危害以及作业时如何防护并不太清楚。

一、常见受限空间有毒气体及危害的表现

　　受限空间内可能会存在很多的有毒气体,一方面是受限空间内已经存在的气体,另一方面也可以是在工作过程中、活动过程中产生的气体。聚积于受限空间的常见有害气体有硫化氢、一氧化碳、甲烷、沼气等,这些都对人体构成中毒威胁。

　　1. 硫化氢(H_2S)。硫化氢是一种带有特殊臭味(臭鸡蛋味)的无色气体,易溶于水,比重比空气略高。硫化氢属窒息性气体,是一种强烈的神经毒物。硫化氢浓度在0.4毫克/立方米时,人能明显嗅到硫化氢的臭味;70~150毫克/立方米时,吸入数分钟即

发生嗅觉疲劳而闻不到臭味,浓度越高嗅觉疲劳越快,越容易使人丧失警惕;超过 760 毫克/立方米时,短时间内即可发生肺水肿、支气管炎、肺炎,可能造成生命危险;超过 1 000 毫克/立方米时,可致人发生电击样死亡。

硫化氢易积聚在通风不良的城市下水道、污水管道、沼气池、窨井、化粪池、污水池、纸浆池、粪池、地窖、储藏室、各类发酵池等低洼处。这种环境中氧气浓度很低,不加任何防护的情况下进入这种长期密闭的环境救人,会迅速中毒甚至死亡。

硫化氢泄露时,应该迅速远离事故源,向上风向撤离,用湿手巾捂住口鼻保护呼吸道,离开污染区域后,脱去污染的衣物及时进行清洗,如果出现中毒病症及时就医。

进入密闭空间作业时,注意检测环境中的硫化氢是否超标,千万不能贸然进入,应该先通风排气。救援人员必须穿戴有效的防护服、防护靴等,并配备空气呼吸器,身上缚以救护带。同时,要注意在危险区外留下 1～2 人进行监护,并做好相关救护的准备工作。

2. 一氧化碳(CO)。一氧化碳是无色无臭气体,溶于乙醇、苯等多数有机溶剂,微溶于水,属于易燃易爆有毒气体,与空气混合能形成爆炸性混合物,遇明火、高热能引起燃烧爆炸。一氧化碳在血液中易与血红蛋白结合(相对于氧气),从而造成肌体组织缺氧,血液中的碳氧血红蛋白浓度会增高。一般轻度中毒者血液碳氧血红蛋白浓度可高于 10%,会出现头痛、头晕、耳鸣、心悸、恶心、呕吐、无力等症状;中度中毒者血液碳氧血红蛋白浓度可高于 30%,除轻度的症状外,还有皮肤粘膜呈樱红色、脉快、烦躁、步态不稳、浅至中度昏迷;重度患者深度昏迷、瞳孔缩小、肌张力增强、频繁抽搐、大小便失禁、休克、肺水肿、严重心肌损害等。

二、重视专业化防护措施

从企业和从业人员保护的角度,我们一般提倡从以下几方面做好受限空间作业的专业防护工作。

1. 办理工作证很重要。在准备从事受限空间作业时,必须办理受限空间作业票和受限空间作业证,否则不能从事该项工作。

2. 安全制度和措施很必要。作业现场所属单位要配备安全管理员并制定严格的安全制度。安全管理员要针对现场实际情况制定安全措施,如对受限空间内的氧气、可燃气体、有毒气体的浓度进行检测评估,并与作业监护人员一起对安全措施进行检查。如果作业时间超过 2 小时,还要再次进行检测分析。

3. 严格培训后在专人监护下才能工作。从业人员及监护管理人员都要接受严格的专业培训,熟悉作业区域的环境、工艺,具备判断和处理突发情况的能力。作业人员在进入受限空间作业时必须有专人监护,不能在无人监护下作业。

总之,重视安全制度和措施很重要,提升自身能力水平也很必要。

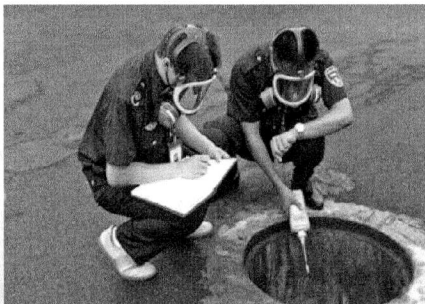

三、相关救援警示

受限空间危险有害因素多,容易发生安全事故,造成严重后果。作业人员遇险时施救难度大,盲目施救或救援方法不当,又容易造成伤亡扩大。在此提示:如果在生活中发现在上述受限空间里出现安全事故或者其他突发的孩童坠落等情况,不能一时冲动在毫无防护的情况下私自进去救助,而是要及时跟相关专业人员联系,或在专业人员的指导下做好现场防护后再实施救助。

第六节　密闭的空调空间要警惕一氧化碳

夏天怕热、冬天怕冷,人们都喜欢在家里紧闭门窗打开空调,或是待在开着空调的车里,在这个时候,要提防一个无形杀手——一氧化碳,它往往会给您带来致命的伤害。

一、一氧化碳的危害

一氧化碳是无色、无味、无刺激性的窒息性气体,对人体主要造成急性健康损害。急性一氧化碳中毒是指较短时间(数分钟至数小时)内吸入较大量一氧化碳引起的以中枢神经系统为主的全身性疾病。一氧化碳对全身的组织细胞均有毒性作用,尤其对大脑皮质的影响最为严重。

二、一氧化碳中毒的症状

发生一氧化碳中毒时,病人最初感觉为头痛、头昏、恶心、呕吐、软弱无力。中毒严重时,病人会迅速发生抽搐、昏迷,两颊、前胸皮肤及口唇呈樱桃红色,如救治不及时,会很快出现呼吸抑制而死亡。

三、科学使用燃气热水器

燃气热水器应安装于向外通风良好的地方,绝不能放置于浴室或卧室。每次使用前,要检查安装热水器的房间窗户或排气扇是否打开,通风是否良好。使用中,应开窗保持通风,洗浴时间切勿过长。刮风天气发现安装热水器的房间倒灌风或热水器从烟道倒烟时,应暂停使用热水器。热水器使用中突然熄火或突然出冷水,应迅速关闭,待专业人员检查后再用。要经常检查连接燃气热水器的橡皮管是否松脱、老化、破裂、虫咬,严防漏气。

四、不要长时间停车开空调

停车关窗开空调,尤其是内循环时,会导致一氧化碳聚集在车内无法排出。特别是在车库,周围空气流动性差,发动机空转不完全燃烧,更易造成车内一氧化碳浓度升高而导致中毒。因此,切勿长时间关窗停车开空调。如车内人员感觉头晕、发沉、四肢无力时,应及时开窗呼吸新鲜空气。

五、发生中毒怎么处理？

首先要迅速打开门、窗通风。如发现是燃气泄漏,应立即关闭灶具开关,切勿开关电器和使用明火,以免引起爆炸。要迅速将中毒者带到空气新鲜处平卧,注意保暖的同时解开中毒者的领扣、裤带,保持呼吸道通畅。将中毒者尽早送往高压氧舱实施治疗,减少后遗症。此外,在现场抢救中毒者时,施救者个人必须配戴有效的防护口罩或面具,以防自身不测。

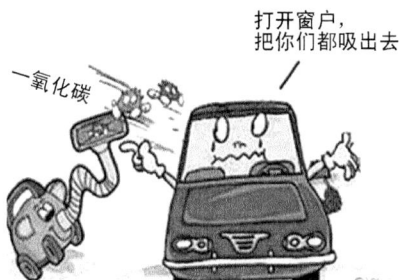

第七节　开窗通风有学问

不管是预防传染病,还是小心家居有害挥发性气体,给出的建议中都有一条,那就是开窗通风。虽然知道要定时开窗通风,但是具体怎么开,什么时候开,开多久,这些却困扰着我们。下面我们探讨下,怎么开窗通风才科学。

一、夏、冬季开窗必不可少

开窗不仅仅是春天和秋天的事。遇上夏季或者冬季，大多数人都是选择持续地紧闭门窗，以防止室内空调制造的冷气或热气跑出。这其实是错误的，这样做容易聚集大量的二氧化碳，造成室内空气质量下降。一个人在正常情况下每小时要呼出 22 升二氧化碳，如果室内通风不畅，那么二氧化碳就会聚集在室内，从而影响人体健康。所以，再热的天、再冷的天也要定时地打开窗，让空气流通，使室外的新鲜空气把室内污浊的空气稀释掉。

二、烧饭时一定要使用油烟机

燃气的废气是不容易被嗅觉察觉的，如果聚集并向客厅、卧室扩散，则对身体有害，严重的会出现中毒情况。所以，有时受居住条件的限制，厨房没有对外的窗子不能直接与外界通风，那么就要充分利用可以机械换气的抽油烟机帮助换气。认为只有炒菜时使用油烟机，而烧水、炖汤时不用抽烟机的想法是错误的。

三、开窗的时间要掌握好

有调查显示，适宜开窗的时间段是上午 10 点和下午 3 点前后，最好不要在日出前后和傍晚开窗。要通风换气，不一定要整日开窗，特别是在空气质量不高的时候开窗换气会适得其反。

四、开窗时长和次数

可以根据住房大小、起居习惯、天气情况安排开窗时长和次数。比如在无风、室内外温差在 20 度的情况下，一个 100 平方米的房子只要开窗 15 分钟左右即可空气交换一次。如果室内外温差小，则交换时间要延长。一般每天开窗不少于 2 次，每次在 15 到 30 分钟。

五、阴天不宜多开窗

在不同的气候条件下，通风的选择会有所不同。比如在气压很低的阴天里，由地面返上来的逆温长时间不消，污染物也就难以消散，甚至发生光化学烟雾，这时就不宜再开窗和到室外活动。而在雨雪天污染物得到清洗，刮风时污染物易散发，这种天气下的空气质量较高，可以适当多开窗。

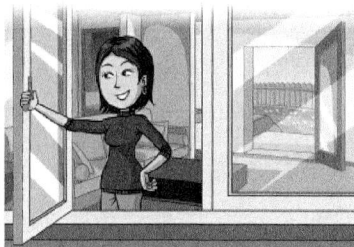

第八节　雾霾防护话题

到了冬季，呼呼的北风带来寒冷的同时，好像也带来了我们最不想见的"霾"。究其原因就是大气低空出现了"逆温层",造成空气流通能力变弱,空气中的污染物聚集而成"霾"。在雾霾天里,怎样做好防护是很重要的。

一、尽量减少出门

减少出门是自我保护最有效的办法。如果一定要出门,尽可能避开交通拥挤的高峰期以及车多的路段,避免吸入更多的化学成分。

二、出门带口罩有学问

出门戴口罩还是有一定作用的,可在一定程度上降低总暴露值。在常用的口罩中:一次性医用口罩只能阻挡一些灰尘和粗大的颗粒物,对细菌及细小的颗粒阻挡作用就极其有限了;纱布口罩效果会好一些,层数越厚,阻挡的效果会越好一些;再说下 N95 口罩,N95 是美国国家职业安全与健康研究所最早提出的标准,"N"是指"不适合油性颗粒物","95"是指在规定条件下对 0.3 微米颗粒的阻隔率须达到 95% 以上。因此,N95 不是特定的产品名称,而是一种标准。它用于职业性呼吸防护,包括对某些微生物颗粒,如病毒、细菌、结核杆菌、炭疽杆菌等的防护无疑是常见口罩中过滤防护效果最好的。

佩戴口罩要注意些什么?在佩戴 N95 口罩的时候,一定要注意密合,在鼻梁处扣紧,使口罩边缘与脸型匹配,若不能做到密合,就起不到防护效果。而那些可以反复使用的口罩,就需要每天进行清洗消毒。清洗口罩不要含糊,应先将口罩放入开水烫几分钟,清洗干净再拿到阳光下晾晒,这样才能起到杀菌消毒作用。日常使用时还要注意卫生,佩戴后应将口罩放入干净袋子里,再戴的时候不要翻面。另外,应当避免长时间佩戴。

三、雾霾天气少开窗

雾霾天气,尽量不要开窗。确实需要开窗透气的话,应尽量避开早晚雾霾高峰时段。可以将窗户打开一条缝通风,每次以半小时至一小时为宜。也可以在阳台、露台、室内多种植绿植。绿萝、万年青、虎皮兰等绿色冠叶类植物,因其叶片较大,吸附能力相对较强。还可以使用空气净化器,市面上 80％的空气净化器,对 $PM_{2.5}$ 有很好的吸附效果,注意使用时要勤换过滤芯。

四、多吃些什么样的食物

1. 富含维生素 A 和 β-胡萝卜素的食物:动物的肝、蛋黄、乳制品中维生素 A 含量最为丰富。β-胡萝卜素多存在于橙黄色植物中,如胡萝卜、红心甜薯、玉米、柿子等。另外,许多深绿色蔬菜,如菠菜、甘蓝、韭菜、豌豆苗中也含有较丰富的胡萝卜素。

2. 滋阴润肺的食物:可以多吃一些银耳、百合、莲子、梨、枇杷、藕、萝卜、荸荠、山药、豆浆、蜂蜜、山楂、罗汉果等具有滋阴润肺作用的食物,比如百合银耳莲子羹、红枣百合粳米粥、蜂蜜萝卜汤、蜂蜜雪梨汤等,也可以炒胡萝卜西芹百合。

3. 主动饮水:每日应主动摄入水分 2 500～3 000 毫升。

五、锻炼的时候要注意什么？

雾霾天户外运动不仅达不到运动的效果，还会起到相反的作用，因此，运动爱好者在这样的天气状态下尽量选择室内的运动，同时也要适当减少运动量。早晚由于温度低，污染颗粒的位置也比较低，人如果在户外活动，则更易吸入雾霾。因此如果一定要外出运动，可以选在中午阳光好的时候在公园散散步，这时污染颗粒已经升至高空。

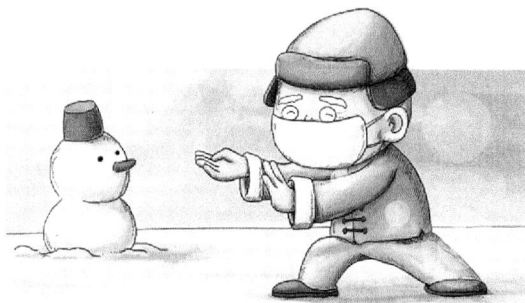

第九节　说说新居综合症

家是我们生活、休息和团聚的场所，遮风避雨的基本属性已无法满足我们对家的要求，舒适温馨的家装、样式齐全的家电，都是大家追求的。

一、新居综合症缘何而来？

在不断改善居住环境的同时，大家有没有想过，如果采用了不适当的建筑材料和室内装饰物，有可能造成室内污染；空调、冰箱、微波炉、电视机等家用电器在给我们带来便利的同时，也会产生一些有损健康的物质；杀虫剂、洗涤剂等家用化学品的大量使用，对家庭环境会造成一定污染。因而，因新居环境造成的身体上的不适，引申出了"新居综合症"。

二、常见的有毒有害物质有哪些？

科学研究发现，我们建造房屋或装修使用的大理石、水泥、钢筋、木材、塑料、油漆等材料，会含有一些有毒有害物质，如聚乙烯、甲醛、酚、铅等。此外，新房的湿度会比较大，对人也会带来不适。

三、新居综合症的主要症状有哪些？

1. 每天清晨起床时，感到憋闷、恶心，甚至头晕目眩。
2. 嗓子出现不舒服，呼吸不畅。
3. 家人容易出现感冒、咳嗽和打喷嚏的症状。
4. 家人常出现皮肤过敏的情况，而且症状相似。
5. 食欲减退，精神状态不好，记忆力衰退。

四、如何预防和保护?

1. 在家居装修和购买家具时,要选择正规、绿色环保的材料和产品。

2. 家里装修好了,不要立刻住进来,先将门窗打开通风换气,等新房内干燥,有害物质挥发一段时间后再搬进来。

3. 在搬进前,家里可以放一些活性炭帮助吸附一些有害的挥发物。

4. 在搬进后,家里也要做到通风换气,并且在家里可以种植一些有消毒功能的花卉,如吊兰、仙人掌等等。

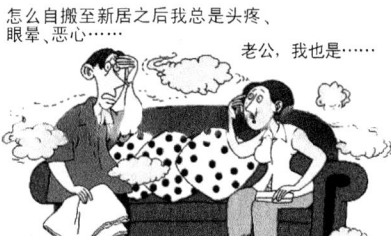

第十节　从专业角度认识包装饮用水分类

水是生命之源,是膳食的重要组成部分,是一切生命的必需物质。根据《中国居民膳食指南(2016)》,水与谷类、薯类及杂豆等食物,都是"膳食宝塔"的底层基础,是膳食中主要的摄入类别。所以我们离不开水。

提倡足量饮水,成人每天 7～8 杯(1 500～1 700 毫升),提倡饮用白开水和茶水,并且根据自身所处的气候、生活、工作条件适当增加摄入量。在强调"好水是生命的基石,水的质量决定生命的高度"的今天,如何选择适宜自己的饮用水很重要。

一、包装饮用水简介

包装饮用水是指密封于符合食品安全标准和相关规定的包装容器中,可直接饮用的水,不包括饮用天然矿泉水。

二、我国包装饮用水分类

按照《食品安全国家标准包装饮用水》(GB 19298—2014),包装饮用水可分为饮用纯净水和其他饮用水两大类。

1. 饮用纯净水,是指以来自公共供水系统或来自非公共供水系统的地表水或地下水为生产源水,仅采用蒸馏法、电渗析法、离子交换法、反渗透法或其他适当的水净化工艺,加工制成的包装饮用水。由于饮用纯净水去除了源水中的矿物质、有机成分、有害物质及微生物,因此可以称之为"纯水",市场上常见的饮用纯净水包括蒸馏水、纯水等。

2. 其他饮用水,可根据对源水处理工艺不同分为两种。其一为使用来自公共供水系统或来自非公共供水系统的地表水或地下水为生产源水,仅采用脱气、曝气、倾析、过滤、臭氧化作用或紫外线消毒杀菌过程等方法,不改变水的基本物理化学特征的自然来源饮用水。该种饮用水去除了大颗粒的杂质并进行了消毒处理，保留了源水中矿物质等微量元素；其二为使用来自公共供水系统或来自非公共供水系统的地表水或地下水为生产源水，经过适当的加工处理，并适量的添加了食品添加剂，改善了口感及部分理化性状的饮用水。

第十一节　电焊作业的危害不只有"光"

在社会经济迅猛发展的今天，电焊作业几乎涉及所有的工业领域，电焊工的数量急剧上升，电焊作业的职业危害也日趋突出。近年来电焊作业所产生的职业病也有日益增多趋势。

一、电焊作业中有哪些危害？

1. 电焊的弧光对眼的危害。在焊接过程中会产生电弧光，如紫外线等。强烈的紫外线通过光化学作用会对人体产生危害，它损伤眼睛及裸露的皮肤，引起角膜结膜炎（电光性眼炎）和皮肤胆红斑症，表现为眼痛、羞明、流泪、眼睑红肿痉挛。长时间受紫外线照射后，皮肤可出现界限明显的水肿性红斑，严重时可出现水泡、渗出液和浮肿，并有明显的烧灼感。

2. 电焊的烟尘对呼吸道的危害。电焊过程中会产生烟尘，其成分因使用焊条的不同而有所差异。焊条由焊芯和药皮组成。焊芯除含有大量的铁外，还有碳、锰、硅等，而药皮材料主要由大理石、萤石、锰、铁等组成。电焊烟尘是在电焊过程中焊条与焊件接触时，在高温燃烧情况下产生的一种烟尘，含有二氧化锰、氮氧化物、氟化物、臭氧等。烟尘飘浮在空气中对人体造成危害，吸入这种烟尘以后能引起头晕、头疼、咳嗽、胸闷气短等症状，长期吸入会造成肺组织纤维性病变，即所谓的电焊工尘肺。

电焊工尘肺的发病及发展缓慢，病程较长，一般发病工龄为15～25 年。在发病早期症状较少，且轻微，其 X 射线胸片已有改变而无自觉症状。随病程进展，尤其在出现肺部感染或并发肺气肿时，症状才较明显，最常见症状为咳嗽、咯痰、胸痛、胸闷及气短等。单纯电焊工尘肺多无明显体征。

二、在电焊作业时如何自我防护？

1. 提高焊接技术，改进焊接工艺和材料。通过提高焊接技术，使焊接作业实现机械化、自动化，这样人与焊接环境相隔离，从根本上消除电焊作业对人体的危害。此外，减少封闭结构内施工，改善作业人员的作业条件，减少电焊烟尘污染也是一个防护手段。还有通过改进焊条材料，选择无毒或低毒的电焊条，也是降低焊接危害的有效措施。

2. 改善作业场所的通风状况。通风方式可分为自然通风和机械通风，其中机械通风是依靠风机产生的压力来换气，除尘、排毒效果较好，因而在自然通风较差的室内及封闭的容器内进行焊接时，必须有机械通风措施。

3. 加强个人防护措施。作业时，工作人员要使用相应的防护眼镜、面罩、防护口罩等装备。若在通风条件差的封闭容器内工作,可佩戴使用有送风性能的防护头盔。

4. 强化职业病防治宣传教育,增强自我防护意识。用人单位电焊作业人员的职业卫生知识教育是非常必要的,要提高从业人员的职业卫生意识,做好自我防护。

5. 做好作业人员职业健康检查及作业场所检测工作。用人单位要定期对焊接作业场所的尘毒危害进行检测评价,对作业人员定期进行职业健康检查,以及时发现问题,预防和控制职业病。

第十二节　久泡温泉小心惹来皮肤病

在寒冬里,泡泡温泉无疑是大伙户外休闲的第一选择,然而,并不是每人都懂得正确的浸泡方法,有些人就因为泡温泉患上了皮肤病。皮肤病为何会来临? 是温泉水很多人浸泡后不干净所致吗?

一、温泉皮肤病不一定缘于水太脏

温泉并非泡得越久越好,久泡温泉会导致皮肤干燥、瘙痒甚至灼伤发炎。泡温泉导致皮肤问题不一定是因为水不干净,而是因为冬季气候干燥,气温降低,皮肤汗腺和皮脂腺收缩,皮肤保护膜功能降低,泡温泉时间太长破坏了皮肤的保护膜,因此皮肤变得既干燥又发痒,极易因其他物质的刺激而引起皮肤瘙痒症或过敏,在搔抓之后造成皮肤起疹甚至破损变成毛囊炎。

虽然适当泡温泉可舒缓压力,天然温泉中的矿物质对某些皮肤病也有治疗作用,但长时间浸泡反而对健康有害。当水温超过40℃时,泡温泉的时间最好不要超过半小时,时间过长易导致皮肤瘙痒、干燥。患有糖尿病、肠胃病、高血压、心脏病、血管病变者,最好在病情得到控制时再泡温泉。皮肤有伤口、溃烂或严重感染者不宜泡温泉,温泉中含有的硫磺及其他酸碱物质有时会刺激皮肤使伤口恶化。

泡温泉能美肤,主要是因为其水温能促进血液循环,泉水中所含的钙、镁、钠、碳酸氢、硫化氢等矿物质,能改变皮肤酸碱值,软化皮肤角质。但当皮肤比较脆弱或是原本有湿疹、异位性皮肤炎等问题的人,浸泡高温强酸的青磺温泉池时,泡出温泉皮肤病的可能性就会大增。

二、如何避免温泉皮肤病?

皮肤科医生建议,泡澡前,问问服务员温泉的泉质、酸碱值是多少,太酸太碱的温泉最好加自来水稀释;泡温泉前清洁身体时,不需使劲搓洗,免得皮脂膜被搓光。年龄较大的老人或婴幼儿都应避免泡温泉,因为他们对于水温不太敏感,容易烫伤。皮肤干或有冬季皮肤瘙痒问题的人,泡温泉的时间不要太久。

此外,记得多喝水补充因体温升高而流失的水分。脸上毛孔在高温里蒸太久,会产生大量自由基,容易加速老化。所以,可以趁这时敷上面膜,深层滋养,或用冷毛巾抹抹脸,给脸部肌肤降个温。结束后最好淋浴,把身体冲洗干净。洗澡时尽量不要用含皂质的清洁用品,洗后拭干全身,尤其是腋下、胯部、肚脐周围、四肢的皮肤皱褶处。并且注意及时涂抹乳液,帮助皮肤锁住水分。

三、预防冬季皮肤病

由于老人和儿童肤质脆弱,皮肤抵抗力相对较低,是冬季皮肤病的高发人群。当你出现皮肤轻微干燥、瘙痒等症状时,不用过于担心,只需加强水分补充,坚持使用润肤品就可以缓解治愈病症。但如果皮肤出现皲裂、脱皮、裂口出血的情况,就应该尽早到大医院的皮肤科就诊。

另外值得引起我们注意的是,冬季气温低,是许多通过呼吸道传染的皮肤病的多发季节,如麻疹、水痘、风疹等都在此季高发,主要影响人群为儿童。当你出现这类情况时最好尽快到医院就诊,避免出现合并症,延误病情。

冬季泡温泉虽舒适,但泡出皮肤病就得不偿失了。所以,谨记泡温泉的时间不要超过 15 分钟,适时补充水分,从而预防温泉皮肤病和其他冬季皮肤病。

第十三节　春暖花开时会遇上哪些
过敏性皮肤病

一到春暖花开的时节,很多人都喜欢出去走走。然而,有的人皮肤会出现红疹,甚至瘙痒不止,皮肤变得粗糙肥厚,影响外观,造成一定的心理压力,影响正常的生活质量。这就是过敏性皮肤病,这个季节是其高发季节,主要是患者体质的问题以及气候的原因。这个时节,温度变化较大,空气中蕴含的风沙、花粉、粉尘等都是引起皮肤过敏的致敏物。过敏性皮肤病最大的特点是迁延难愈,易反复发作。

一、常见的过敏性皮肤病有哪些?

1. 季节性接触性皮炎。听名字就知道,这是季节性反复发生,由花粉引起的一种接触性皮炎,常见于春、秋季节,女性患者会多一些。皮疹多局限于颜面、颈部,表现为轻度红斑、水肿、略隆起或伴有少数米粒大红色水肿性小丘疹。有的表现为眼周或颈部红斑,或有湿疹样改变伴鳞屑,常伴有瘙痒,每年反复发生,可自行消退。

2. 汗疱疹,又称出汗不良性湿疹。这是一种手掌、足跖部水疱性疾患,一般于春末夏初发病,夏季加剧,入冬自愈。表皮深处的小水疱,米粒大小,呈半球形,分散或成群发生于手掌、手指侧面及指端,对称分布。水疱一般不会自己破裂,干涸后脱皮,露出新鲜的红色上皮,薄而嫩,此时常感疼痛。本病有不同程度的瘙痒感,而且常每年定期反复发作。

3. 荨麻疹。这是春季常发的一种皮肤病,主要临床表现为全身出现大小不等的风团,剧痒难忍,搔抓后皮疹增多,持续数分钟至数小时后消退。往往反复或成批出现,此起彼伏。

4. 丘疹性荨麻疹。这种荨麻疹在春秋季节发生较多。部分患者多属虫咬症,与昆虫叮咬有关。荨麻疹往往是臭虫、跳蚤、螨虫等叮咬所致的过敏反应。皮疹发生于躯干、四肢伸侧,为绿豆至花生米大小略带纺锤形的红色风团样损害,顶端常有水疱。

5. 日晒伤(日光性皮炎)。春末夏初多见,是正常皮肤过度照射日光中的户外紫外线(UVB)后,使人体局部发生的急性光毒性反应。主要表现为红斑、水肿、水泡和色素沉着以及脱屑,好发于儿童、妇女和滑雪者、水面工作者等。

6. 多形日光疹。这是一种因光引起的变应性反应,多数病例是由长波黑斑效应紫外线(UVA)照射引起,常见于春季或夏初,可反复发生多年。由于人们在户外的活动逐渐增多,外出踏青采食一些易引起光敏感的蔬菜或野菜,一些特殊体质的人对紫外线过度敏感,易患上多形日光疹或日光性皮炎。经常暴露在阳光下的脸、颈、手臂等部位会出现丘疹、红斑、水疱、脱屑等,而且还伴有瘙痒。到了秋冬季节,皮疹就明显减少或消退。

二、如何预防过敏性皮肤病?

劳逸结合很关键,保持规律生活,避免过度疲劳,不熬夜。饮食调节很重要,尽量清淡饮食,多食水果、蔬菜、五谷杂粮等维生素丰富的食物。心情放松很必要,在心情上应减少精神刺激,避免情绪波动太大。

光敏性体质人群需要注意防晒,避免强光的照射。洗澡时尽量用柔和的洗浴用品,避免过热的洗浴。容易发生接触性皮炎的人多属于过敏人群,一旦出现过敏,应立即寻找导致过敏的物品,并停止接触,对易致敏的食物,尽量避免食用。

荨麻疹的预防首先要远离过敏源。随着春天的到来,气候转暖,鲜花盛开,各种花粉、真菌等微生物及植物花絮增多,对于一些体质特殊的人群就成为引起过敏的"祸首"。春季荨麻疹的预防很重要,易过敏的人群应适当减少户外活动,避免近距离接触花草树木;尽量避免上呼吸道感染,以减少感染和服用药物引发的荨麻疹;此外不要到长期无人出入的仓库,以减少过敏机会。家中不养宠物,患儿不玩毛绒玩具。一旦发生荨麻疹等,应及时到医院就诊,以免延误病情。

多形日光疹和日光性皮炎最好的预防办法,就是具有该体质的患者春季尽可能减少外出,不要采食易光敏感的蔬菜和野菜,一定要外出的话,应做好防晒工作,外出时涂抹具有良好阻挡紫外线作用的防晒霜,撑遮阳伞。

第十四节　梅雨季多发的皮肤病及其预防

梅雨季节,湿热多雨,常常会引发一些皮肤病让人困扰。

一、真菌感染

真菌喜好温暖潮湿的气候,梅雨季节正适合真菌生长繁殖。所以,梅雨天是皮肤真菌病多发季节,手足癣、体癣、股癣、花斑癣较为多见,症状为红斑、丘疹、水疱、脱屑。

如何预防呢?对患者原有的手足癣、体股癣进行积极治疗,要尽量避免与其他患者,包括有癣病的动物如猫、狗等密切接触,避免接触患者用的浴盆、毛巾等。

二、虫咬过敏

1. 丘疹性荨麻疹。与昆虫叮咬有关,如蚊、跳蚤、臭虫等。躯干、四肢出现红色丘疹,或绿豆至花生米大小略带纺锤形的红色风团样损害,顶端有水疱。一般幼儿患者红肿显著,常有剧痒而影响睡眠。

2. 螨虫皮炎。螨虫滋生于阴暗潮湿的环境,如低矮的老房子或仓库。预防的重点是注意个人及环境卫生,保持家居环境清爽干燥,在湿度较大的雨季,尤其需要注意房间的通风透气,定期杀灭室内的各种蚊虫,勤于打扫,必要时抽湿(使用空调或抽湿机)。对于皮肤敏感者,建议不要饲养猫狗等小动物,从而远离猫虱等昆虫。

3. 隐翅虫皮炎。面部、颈部、胸背等暴露部位出现点状、条索状水肿性红肿、水疱伴灼热疼痛感。预防的重点是搞好环境卫生,消除住宅周围的杂草、垃圾,消灭隐翅虫的滋生地。安装纱门窗防止毒虫入侵。如发现皮肤上落有不明虫体不要用手直接拍击,应将虫体拨落在地用脚踏死。

第十五节　立夏起多注意户外防晒

立夏开始,气温在不断攀升,出门就感受到烈日的"烤"验。防晒,已不单单是为了美,而是过多的紫外线照射会对身体造成一定损伤。

一、防晒到底防什么

防晒防的是紫外线(UV)。紫外线分两种,一种是生活紫外线(UVA),一种是户外紫外线(UVB)。其中生活紫外线是皮肤晒黑的主要原因,能加速黑色素形成。它可以穿透皮肤表层,深入真皮以下组织,破坏胶原蛋白、弹性纤维组织等皮肤内部的微细结构,产生皱纹和幼纹,这样皮肤就会变得松弛衰老。

二、防晒误区不能不知

误区一,有人认为防晒用品的防晒系数越高,防晒能力就会越强。是不是只要选择防晒系数高的产品就好呢?其实,并非如此。防晒系数越高,对肌肤的刺激也会越大。因而,选择防晒品要因情况而定。如果只是上班,那么选择 SPF15、PA+的产品即可;如果是户外运动,则可以选择 SPF25-35,PA++的产品即可;如果去海边游泳,可以选择 SPF35-40,PA+++的产品。

日常防晒产品会注明 SPF 值和 PA 值,它们代表什么呢?SPF 值,是指防护户外紫外线(UVB)的能力,也就是防止晒红晒伤的能力。PA 值,指的是防护生活紫外线(UVA)的能力,也就是防止晒黑的能力。

误区二,有人会想只有高温下,紫外线才强烈,才需要防晒。这其实是一个"错觉"。紫外线本身是不会发热的,海拔高的地方、海边等地方,虽然很凉爽,但紫外线却非常强。因而,防晒是不分气温高低的。

误区三,防晒产品能"全天防护"。防晒用品在暴露部位涂抹数小时后,会因汗水稀释等原因,影响其防晒效果。这就需要及时洗去并重新涂抹,从而确保防晒效果的延续。由于防晒品中的有效成分必须渗透到角质表层后才能发挥长时间的保护效果,因此防晒产品应在出门前 15～30 分钟涂抹。

误区四,有人会觉得自己已经被晒黑了,涂再多的防晒产品也没用了。其实你想错了。黑色素只能部分吸收紫外线,起到一定的隔离作用,保护肌肤不受损失,但是这个作用是有限的。所以,还是要涂防晒用品保护自己。

三、晒伤之后的修复

在太阳下,缺乏衣物保护的常见部位主要是面部和四肢,其中鼻尖、耳后、脖子等部位往往是最容易被忽视的地方。当皮肤出现灼痛、红斑、脱皮甚至水泡时,就说明被晒伤了。这时要用冷水冲洗这些部位,进行冷敷。如果有条件,也可以用牛奶冷敷,这样会对皮肤有消炎收敛作用。

第十六节　立冬后注意常见皮肤病的预防和护理

立冬一到,人们应该关心一下自己的皮肤健康,预防一些与寒冷气候有关的皮肤病。

一、冬季皮肤瘙痒症

1. 发病原因

（1）冬季寒冷，气温低，雨水少，北方冬季取暖更增加了空气干燥的程度。

（2）随着气温的变化，机体的防御功能下降，皮肤及皮下小血管收缩，皮脂腺和汗腺的分泌与排泄也随之减少。特别是中老年人由于皮肤干燥缺水而发生裂纹，神经末梢暴露，因而皮肤中的末梢神经受到刺激，使人感觉皮肤发痒。

（3）保护、护理不当，不正确地洗浴方法及不适当的洗涤剂所致。

2. 预防方法

（1）避免皮肤干燥，洗澡不宜过勤，水温不要过高，洗浴时尽量不用或少肥皂或浴液，以免皮脂丢失。洗完后可擦一些复方甘油止痒剂、维生素 E 乳、硅霜、凡士林等润肤油膏、保湿霜保护皮肤。

（2）避免搔抓，搔抓可使皮肤增厚、苔藓化、出血、结痂，造成继发感染，可使病情加重，延长治愈时间。

（3）冬季应穿纯棉、真丝衣裤，以减少皮肤水分丢失和刺激皮肤。穿着化纤内衣，易产生静电，引起瘙痒。

（4）晚上避免喝咖啡、浓茶和吃刺激性食物，以免兴奋神经加重瘙痒。

（5）居室温度不要过高，18～24℃为宜，室内湿度保持在40％～80％。

165

二、手足皲裂

这是指手、足部皮肤由于各种原因所致的皮肤干燥和线状裂开的一种疾病。

1. 发病病因

本病的发生与表皮角质层增厚、干燥、外界刺激以及局部活动有关。手足掌部皮肤无皮脂腺,角质层较厚,并在反复活动中发生保护性增厚,在正常情况下不会发生皲裂。但到冬季,气候干燥寒冷,汗腺分泌减少,又缺乏皮脂滋润,再加上各种物理性、化学性和生物性因素的刺激和摩擦,使掌跖部皮肤增厚、变干、变脆,失去弹性,当局部活动或牵拉力较大时,即可将皮肤拉断而产生皲裂,引起疼痛。另外,某些皮肤病如鱼鳞病、手足癣、湿疹皮炎、冻疮等均可在病理条件下发生皲裂。

2. 预防方法

(1)注意加强自我防护,改善工作生活条件,避免接触酸、碱和有机溶媒等刺激性物质,防过度机械性摩擦。

(2)劳动后要及时洗手、擦干,涂些润肤防护霜、硅霜、甘油霜等,及时修出过度增厚的角质。

(3)对手足部有皮炎、湿疹、癣菌病、鱼鳞病、掌跖角化病等皮肤病要积极控制和治疗。

(4)冬季注意手足部皮肤的保湿、保暖,按摩手足部促进血液循环。

(5)注意摄取富含维生素 A、维生素 E 及钙、硒、锌等养分的绿色蔬菜、瓜果、蛋类、奶类、海产品、杏仁、胡萝卜等。

三、冻疮

冻疮是冬天的常见病,主要是发生在儿童、妇女及老年人。天气寒冷、潮湿时更易发生。

1. 发病原因

由于冬季气候寒冷,机体适应能力差,外露的皮肤受到冷冻的刺激,时间一长,皮下小动脉发生痉挛收缩,产生血液凝滞,血液循环不畅,使局部组织缺氧,导致组织细胞受到损害。

2. 预防方法

(1)积极参加户外体育活动,加强在寒冷环境下的锻炼,适应寒冷气候,也可预防冻疮新发。

(2)有冻疮的人在气温未低到 5℃时就要做防寒准备,注意肢体末端防寒保暖。要多穿衣服,注意戴手套、戴帽子。鞋袜宜宽松干燥。

(3)对每年复发者,可在夏季开始逐步养成冷水洗脸、洗足、冷水摩擦、冷水浴习惯,以提高耐寒能力。

(4)食物要有充足的脂肪、蛋白质和维生素,保证身体有足够的热量。

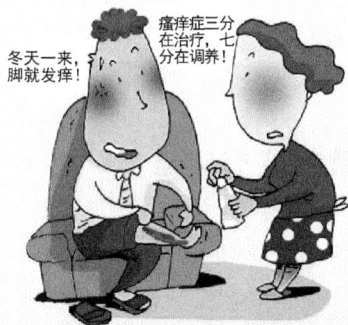

第四章　倡导健康生活方式

第一节　生活点滴中实践健康生活方式

健康是人的基本权力，是幸福快乐的基础。社会和经济发展在带给人们丰富物质享受的同时，也在改变着人们的生活习惯。与吸烟、酗酒、缺乏体力活动、膳食不合理等生活方式密切相关的高血脂、高血压、高血糖、肥胖等已成为影响我国人民健康的大敌。面对不断增加的生活方式病，药物、手术、医院、医生的作为受到限制，唯一可行的是每个人都从自己做起，摒弃不良习惯，成为"健康生活方式"的实践者和受益者。

一、健康生活方式有哪些？

1. 定期体检，把投资健康作为最大回报；
2. 不吸烟、不酗酒，戒烟限酒，尽量不熬夜，规律作息；

3. 天天吃奶豆制品,多吃水果蔬菜,控油限盐;

4. 食不过量,规律用餐;

5. 少静多动,动则有益,不拘形式,贵在坚持,积极投身"日行一万步,吃动两平衡,健康一辈子"的"健康一二一"行动;

6. 保持良好心理状态,自信乐观,喜怒有度,静心处事,诚心待人;

7. 传播科学的健康知识,反对、抵制不科学和伪科学信息。

二、控油壶:每人每天 25 毫升

使用特点:打开壶盖后露出细长的小嘴,使用时任凭怎么用力,流出的油总是细细缓缓的。壶上有多个容量刻度,每刻度为50毫升,最顶端的刻度是 500 毫升,正好相当于一个三口之家从周一到周日的"健康用油量"。壶上刻度可提醒人们要控制每顿饭、每道菜的用油量。

健康标准:据中国营养学会推荐,每人每天的标准食用油量应该是 25 毫升。

超标危害:有相当一部分居民平时喜欢食用油炸食物,炒菜也喜欢多放油,大大超过了中国营养学会推荐的标准,长期下来,很容易引起高血脂、高血压,对健康不利。尤其是一些白领人群,午餐常用快餐打发,食用油炸的食物过多,缺少营养,从而造成亚健康。

三、限盐勺:一日三勺不超标

使用特点:限盐勺每平勺的份量正好是 2 克。专家们发现,如果限盐勺配合限盐罐使用,把一日三餐一家人的用盐量一次性装入限盐罐里,这样,不管一天做几顿饭,你都能很好把握全家人一天的用盐总量,不会超标。

健康标准:世界卫生组织专家推荐,健康成人每日食盐的摄入量不宜超过 6 克。

超标危害:每天 6 克指的是全部食品中的含盐量,因此大家要根据情况酌量添加。比如说当天的咸菜、酱油多,就减少一些盐量。如果是做汤、面条等食品,还可以酌量多放一点盐。科学研究早就证明,吃过多的盐会导致高血压、心脏病、中风等疾病。

四、如何控制合适体重?

掌握健康生活方式,需要以体重作为参照标准。评价自己体重常用的方法是标准体重法。

1. 女性的标准体重(公斤)=身高(厘米)−105。

2. 男性的标准体重(公斤)=身高(厘米)−100。

凡是超过标准体重 10％者为偏重,超过 20％以上者为肥胖,低于 10％者为偏瘦,低于 20％者为消瘦。

五、如何搭配一日三餐?

要合理安排一日三餐的时间、食量和能量摄入。一日三餐应遵循"早餐要吃好,午餐要吃饱,晚餐清淡并要早"的原则。食物的能量分配为:早餐占 25％～30％,午餐占 30％～40％,晚餐占

30%～40%。成年人一般一日三餐,两餐时间间隔为 4～5 小时。

早餐对人的一天十分重要,理想的早餐是玉米粥(麦片粥)＋豆浆(酸奶)＋茶水＋鸡蛋＋早点(尽量不吃或少吃油炸的),再加一份水果。

中餐大致可以这样安排,先吃一个水果,再喝一碗汤,边吃菜边饮一点葡萄酒,水分约占 30%,菜类约占 45%,主食占 25%左右。

晚餐可以简单一些,吃六七分饱,以小米粥为经常食品。

六、完成"日行一万步"活动量

"全民健康生活方式行动"倡导"日行一万步",并提出"千步活动量"的概念,把最简单的方式和方法教给百姓。人们通过多种多样的活动,达到"日行一万步"这一身体活动目标。

1. 步行项目:倡导科学的步行项目千步活动量时间如下:

在水平硬表面以 3 千米/时速度慢速行走 20 分钟;

下楼、下山 10 分钟;

中慢速上楼 7 分钟;

0.5 公斤～7 公斤负重上楼 5 分钟;

7.5 公斤～11 公斤负重上楼 4 分钟。

2. 家居活动项目:倡导科学的该项目千步活动量时间如下:

洗盘子、熨烫衣物 15 分钟;

做饭或准备食物 13 分钟;

看孩子(轻度用力,坐位) 13 分钟;

擦窗户 11 分钟；

整理床铺、搬桌椅 10 分钟；

手洗衣服 9 分钟；

扫地、扫院子、拖地板、吸尘 8 分钟；

和孩子游戏,中度用力(走/跑)7 分钟。

3. 文娱体育项目:倡导科学的该项目千步活动量时间如下:

柔软活动(压腿、拉韧带)13 分钟；

慢舞(如华尔兹、狐步)、排球练习 10 分钟；

早操、太极拳 8 分钟；

瑜伽、乒乓球 7 分钟；

健身操、羽毛球、高尔夫球 6 分钟；

网球 5 分钟；

一般健身房运动、集体舞 4 分钟。

第二节　家有高考生的科学饮食

高考的学生大都处在生长发育期,学习任务繁重,活动量较大,因此,他们的营养需求相对较高。考生的心理状态和精神好坏受食物的影响,应合理安排饮食,保证自己能在高考期间"吃"出好的应考状态。

一、备考期间的膳食安排要点

1. 安全饮食，首当其冲。"民以食为天，食以安为先"，对于备考中的学生来说食品安全、食品卫生显得更为重要。每年因为吃错东西"闹肚子"（腹泻）而影响考试发挥的考生屡见不鲜。对于走读考生，父母最好亲自选购食物，为考生制作三餐，尽量不要外出吃"大餐"。因为夏天餐馆食物质量并不十分值得信赖，尤其是凉菜和豆制品，微生物不合格的比例较高；对于寄宿考生，建议尽量在学校食堂就餐。因为备考期间，学校和食品卫生监督管理部门会对食堂的饮食安全工作进行严格监控，并制定切实可行的保障措施。

2. 巧妙饮食，信心倍增。简单、清淡的食物可以降低消化系统对考生精力和能量的消耗，保证饭后不昏昏欲睡、记忆思维能力下降，因此压力越大，饮食越要简单、清淡。深海鱼含有碳酸锂类似物质，能阻断神经传导路径，增加血清素分泌，从而发挥抗抑郁作用；低脂牛奶可补钙，从而使人镇静；鸡肉富含硒，可使人精神振作，思绪协调；香蕉中的生物碱可以振奋精神，增强信心，阻止抑郁情绪产生；草莓含有果胶，能使人镇定舒适；菠菜含有人体所需的叶酸，有助于血清素生成；南瓜富含维生素 B_6 和铁，有助于糖代谢，为脑提供"燃料"，并"制造出好心情"；服用大蒜可以使人精力充沛、心情平和；洋葱能改善大脑的血液供应，消除心理疲劳和过度紧张。

3. 合理饮食，困倦全无。不吃早餐或早餐结构不合理，会使考生整个上午感到疲劳。碳水化合物是人体不可缺少的营养物质,是神经系统、心脏和肌肉所需能量的主要来源。应保证考生早餐有75～100克主食,相当于一个包子加一碗麦片粥,或者一碗面条。此外,还应适量摄入蛋白质,如一个鸡蛋或一盒牛奶,在上午10时左右再吃一个水果。这样的搭配不仅能提供充足的营养,而且能为上午充沛的精力提供能量来源。

蔬菜和水果中含有丰富的矿物质,可预防钾、镁等矿物质缺乏引起的疲劳。在保证肉类摄入不过量的基础上,应适当增加鱼类的摄入。鱼类中的不饱和脂肪酸含量较高,具有抗氧化的功效,对改善慢性疲劳有一定作用。考生每日摄入各类食物的量分别为:畜禽肉不超过75克,海产品不超过100克,蔬菜300～500克,水果200～400克。

谷粒最外层的谷皮和糊粉层含有丰富的矿物质和维生素 B_1,加工越精细,谷皮和糊粉层去掉越多,矿物质和维生素 B_1 丢失得就越多。维生素 B_1 对产生能量和维持神经系统的功能有重要作用,长期缺乏维生素 B_1 会使考生产生慢性疲劳。在考前饮食中,要适当增加粗粮的摄入,如全麦面包、玉米、红薯等。也可以在精白米中加入适量的红豆、燕麦、玉米,煮杂粮饭、粥来吃。

坚果含有丰富的亚麻酸和维生素 E,具有抗氧化作用,而且还是一种高能量食物。在紧张的学习之余进食少量坚果,可以为身体提供一定的能量。但是,坚果含脂肪较多,每日食用一二次,每次食用2个核桃或15颗杏仁或花生米即可。

4. 保健食品,无需依赖。从营养学角度考虑,广大家长和考生千万不要将希望寄托于短期能迅速提高记忆力和智力的保健品。冰冻三尺非一日之寒,长期的合理营养、膳食平衡,才是达到出色完成学业目的的营养保障。平衡膳食不仅可以促进学生健康成长，而且可以保证他们有旺盛的精力完成繁重的学业，迎接考试的挑战，并且能为将来的健康打下良好基础。对于寄宿考生，如果饮食难以达到多样化的平衡膳食要求，可以酌情补充富含 EPA 和 DHA 的深海鱼油，以改善疲惫、注意力不集中、记忆力下降等症状。

最后还是要提醒各位家长和考生，淡定一些，不要随意打乱正常的饮食结构，在原有饮食基础上适当加强营养即可，切忌搞突击。家长越淡化高考，孩子的压力也就越小。

二、几个注意点

1. 忌食谱"大变脸"。忽然吃平时不常吃的东西，可能会出现消化不良或食物过敏等情况。如果食谱里提到的都是孩子平时就在吃的食物，家长可以学习其搭配方法；如果是孩子很少吃或不爱吃的，家长就需要灵活调整，而不能生搬硬套。

2. 不要胡乱"进补"。因进补过多或营养过剩造成身体不适而影响考试的情况时有发生，家长只要遵循孩子平时的口味和饮食习惯，在此基础上注意搭配，保证全面、均衡、适量即可，不要不分体质狂补，更不要过分迷信和依赖一些所谓的"健脑品""益智品"。

3. 注意食品安全。相比营养，更重要的是食品安全。考试期间，卫生问题不容忽视，吃东西前要洗手，不要在街头小摊上买东西吃，不吃或少吃冷饮，家长可以在家中准备一些绿豆汤、西瓜、果汁等供孩子消暑解渴。

4. 注意避免餐餐过饱。吃得过饱会增加胃肠的血液供应，相应的身体的其他部位如大脑的血液供应量就会减少,大脑供血不足就会使人因缺氧而感到困倦。

5. 注意避免过多食用色氨酸含量较丰富的食物。色氨酸能促进人体产生抑制大脑思维活动的物质,有镇定作用。如果过量摄入,会使人产生睡意。

6. 注意避免过多食用海鲜类食物。海鲜所含的谷氨酸钠在消化的过程中会分解出谷氨酸,经过催化会变成一种抑制性的神经递质,有助于稳定情绪。过多进食海鲜会导致这种抑制性的神经递质含量过高,会让考生产生昏昏欲睡的感觉。

7. 注意避免主食吃得太少。尤其是女生为了减肥,即便在高考备考期间也不愿意吃太多主食,导致无法从食物中获得充足的糖分,从而无法为大脑提供足够的能量,使机体处于困倦乏力的状态。

8. 注意避免依赖咖啡、浓茶等饮料进行提神。喝咖啡和浓茶只能暂时使精神兴奋,实际上掩盖了机体的疲倦状态,加速能量消耗,不利于大脑的持久和高效地思维活动,还会导致考生焦虑,影响睡眠。而且,此类饮品亦有一定的成瘾性,如果停止饮用有可能导致昏昏欲睡,影响学习效率和考试发挥。

三、几点疑问

疑问一:早餐可以喝牛奶吗?

牛奶在晚上喝对安眠有帮助,不等于它是一种催眠食品。早上人体处于逐渐进入兴奋的状态,一杯牛奶不会改变这个趋势。相反,牛奶中大量的钙,以及牛奶蛋白分解产生的安神肽,能够帮助人体保持一种心平气和的状态,正好有利于克服考试期间的烦躁不安感。在钙缺乏的时候,人们往往会过度紧张,耐性不足,这是考试的大忌。

不过,牛奶虽好,如果孩子平日不喜欢喝,或者喝奶之后腹胀腹泻,就不要刻意去喝奶了,可以换用酸奶。青少年通常都很喜欢喝酸奶,而且酸奶没有不耐受问题,又有利于消化吸收。

疑问二:如何吃好零食?

吃好零食不但可以增加营养,还可以改善大脑的工作状态。两餐之间适当加餐,可以在餐后3小时血糖下降、精力不足的时候适当"充电",能提高工作效率。

吃好零食,一是要选对品种;二是要选对时间。早餐吃得不是很理想的考生,可以在上午10时左右吃一些含有一定能量的零食,如巧克力、酸奶(或牛奶)、坚果、面包、饼干等;晚上学习睡得较晚时,可以吃一些含能量较少的零食,如水果、海苔等。一般来说,高糖、高盐、高脂肪类,如棉花糖、奶糖、膨化食品、巧克力派、奶油蛋糕、罐头、果脯、果冻、炸薯片、炼乳、可乐、雪糕、冰淇淋等则不宜作为零食选用。

食物中毒或急性胃肠炎将会对考试造成灾难性影响,应该绝对避免。如果是因为紧张、焦虑等情绪问题造成排便次数增加(严格地说还算不上腹泻),首先要放松对待,坚持正常的饮食即可,因为拉肚子实际上与食物无关,完全是心理因素造成的,靠调整食物不但难以缓解,有时候还会加重紧张和焦虑。

疑问三:孩子晚上复习到很晚,加点什么夜宵好?

按理说,考试之前应当充分休息,不必熬夜准备,也就不用吃夜宵了。但如果一定要学习到晚上11点以后,准备一些夜宵是必要的。夜宵要容易消化,不给胃肠带来负担,不影响夜间休息。比如说,小米粥、藕粉糊、牛奶、酸奶等。最好不要在夜间吃烤肉串之类的食物。

疑问四:考生在考试前最好少吃或不吃哪些食品?

考试之前,除牛奶外不要进食液体,如粥、汤或饮料等,紧张本身就会使尿意增加,如果再摄入大量水分,很容易导致频繁去卫生间,影响答题。牛奶营养丰富,且几乎没有利尿作用。考试之前也不要吃油腻的食物或油炸食品,脂肪在胃内排空速度较慢,不容易消化,答题时还在进行消化活动,影响血流分布,干扰大脑的工作状态。

同样的道理,考试之前进食量不要太多,而且进食和开始考试之间要有 1 小时左右的间隔,以使胃排空。当然,如果进食和考试间隔时间超过 2 小时,或者进食太少,将不利于大脑能量供应,此时可以补充一些以碳水化合物为主要成分的零食,如饼干、巧克力、水果等。

一些考生考前喝咖啡,咖啡的确具有提神醒脑的作用,能使大脑兴奋,但同时也会影响大脑的注意力集中,使注意力分散,对思维有负面影响。浓茶和一些提神饮料也有类似的问题。还有就是要注意食品卫生,不要吃自己不熟悉或来路不明的食物,不要在路边小店或小摊进食,确保饮食安全。

疑问五:吃什么能睡得好?

一般认为临睡前喝牛奶有助于睡眠,这可能与牛奶含有较多色氨酸或某些肽类有关。色氨酸能促进大脑神经递质 5-羟色胺的分泌,5-羟色胺具有镇静作用,有助于睡眠。富含色氨酸的食物有香蕉、芡实、葵瓜子、南瓜子、腰果、开心果、火鸡肉等。不过,只有把富含色氨酸的食物与高碳水化合物、低蛋白的晚餐（清淡、多主食、少肉类）相互配合,才有利于色氨酸进入血脑屏障,进而促进睡眠。

为了保证高效的复习和良好的睡眠,晚餐吃七八成饱即可,多吃蔬菜和豆制品,肉类不过多,烹调不油腻,以便餐后不会昏昏欲睡,夜间不至于影响睡眠。

疑问六:吃什么可缓解视疲劳?

考生在复习时,除了脑袋累,眼睛也累,那么在日常饮食中吃些什么可以明目、缓解视疲劳?眼睛干涩、不适等症状可以通过补充维生素 A 和 B_2 缓解。富含维生素 A 的食物有动物肝脏、瘦肉、牛奶、蛋黄等;胡萝卜、西红柿、菠菜、西兰花、韭菜等深颜色的蔬菜含有 β-胡萝卜素,可以转化成维生素 A。维生素 B_2 在食物中广泛分布,粮食、肉类、蛋类、奶制品、豆制品、蔬菜和水果都含有维生素 B_2,但含量都不够丰富,如果饮食搭配不均衡,是很容易缺乏的,建议有眼部症状的考生通过补充剂补充,每天 5 毫克即可。

疑问七:需要吃营养补充剂吗?

不建议考试前突击进补。青少年正处于旺盛的生长发育期,不像中老年人那样需要补气之类的补品。如果没有专业人员指导,补错了反而引起麻烦。吃各种所谓的益智营养品,都不会对智商有什么明显影响,因为大脑神经系统已经在幼年完成了发育,以后的主要问题是如何开发利用。只要基本营养需求能够满足,大脑能量供应充足,就能发挥智力水平。在很大程度上,吃这些营养品只是一种精神安慰。

第三节　春节怎样吃更健康

　　春节期间由于家家户户都准备了丰盛的菜肴,许多人在过年期间都会大吃大喝一番,结果对身体造成负担。在此提醒,大家既要享受美食,也要关注健康。

一、注意量的节制

　　每餐不可吃得太撑,过量的饮食,包括零食,会增加消化系统的负担,甚至引发疾病,小到消化不良,大到胆囊炎、胰腺炎的发作。最好的预防方法就是每餐吃到八成饱。

二、注意食物的选择

　　1.注意粗细搭配,特别是谷类食物,如果加工太精的话,会使大量膳食纤维、维生素和矿物质丢失。主食中可以适量增加一些粗粮。

　　2.保证每天蔬菜的摄入量 300 至 500 克(生重)。新鲜蔬菜含有丰富的膳食纤维、植物化学物质等,对预防心脑血管疾病及便秘都有良好的功效。

　　3.水果不可少,多吃些水果,既可以起到很好的清热、解毒作用,还能调节人体的代谢机能,预防各种疾病。但要注意的是,水果最好在两餐之间或餐前半小时食用。

4. 每天的食盐量最好不要超过 6 克,以预防高血压等疾病的发生。烹调时少加盐、味精、酱油,平时少吃一切咸食,如咸菜、咸蛋、咸肉、咸鱼、酱菜、甜面酱、腊肠以及各种荤素罐头等。可以利用一些具有浓烈味道的蔬菜,如香菜、香菇、洋葱来配菜;也可以利用水果醋、柠檬汁、橙汁等各种酸味来改善菜肴的味道;还可以利用一些中药材,如当归、肉桂、五香、八角取代部分盐或酱油,有助于唤起人们的食欲。

5. 每天烹调油最好不要超过 30 克。适量吃些含有优质蛋白质的食物,如鱼、虾、牛奶、瘦肉、鸡蛋、豆类及豆制品。少吃动物内脏,如心、肝、肾、脑等含胆固醇高的食物。

6. 老年人以及胃肠功能不好的人,应该选择清淡、易消化的食物,以利于食物的吸收利用。

7. 饮酒应限量,节假日饮酒也应该遵循这一原则。过量的酒精会造成肝脏、大脑、神经系统和消化系统等损伤,同时,酒后开车容易引发交通事故,给社会带来危害。

三、选择适宜的烹调方法

春节中油炸、油煎、油酥食品特别多,不仅会上火,还会增加油脂的摄入量;选择清蒸、烩、炖等烹调方法,可以减少饮食中的油脂量和胆固醇的含量。

四、饮食要有规律

不要因为玩或睡个懒觉打乱正常的饮食规律,造成消化系统功能紊乱,影响正常的消化吸收功能。

五、注意食品安全

最好是选择新鲜的原料制作食品,现做现吃。特别注意的是:生吃的蔬菜一定要洗净,冰箱里存放的食品取出后要彻底加热后食用,不新鲜的熟肉制品和冷荤凉菜千万别食用。

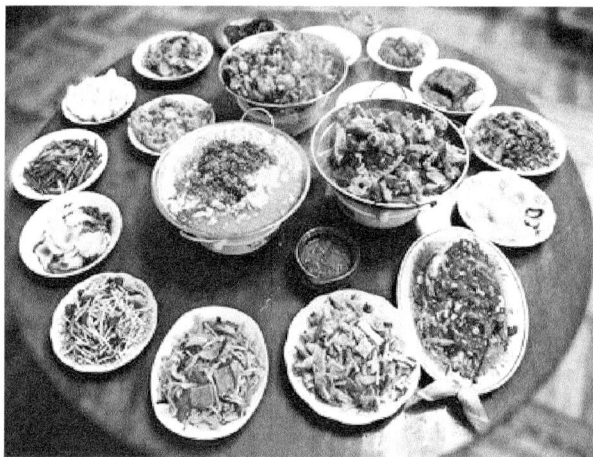

第四节　老年人群的营养膳食提醒

夕阳无限好,健康很重要,科学营养不能少。过年、过节一到,多数外出工作学习的人都会不辞辛劳回家看看,当然了,节假日期间围着饭桌的会餐肯定少不了。对于老人来说,送一套权威的营养膳食指南是最适用的健康好礼。

一、老年人由于身体机能有所下降,需要的营养与往常不同

随着年龄增加,大部分老人的器官功能可出现不同程度的衰退。

1. 牙齿缺损,咀嚼和消化吸收能力下降。

2. 视觉、听觉及味觉等感官反应迟钝,常常无法反映身体对食物、水的真实需求。

3. 肌肉萎缩、瘦体组织量减少、体脂肪量增加,加上骨量丢失、关节及神经系统退行性病变等问题,使得老年人身体活动能力减弱,对能量、营养素的需求发生改变。

4. 老年人既容易发生营养不良、贫血、肌肉衰减、骨质疏松等与营养缺乏和代谢相关的疾病,又是心血管疾病、糖尿病、高血压等慢性病的高发人群。很多人多病共存,长期服用多种药物,很容易造成食欲不振,影响营养素吸收,加重营养失衡状况。

因此，在渐渐退化的机体功能下，强调对老年人的膳食营养，进行科学、专业的指导很有必要。

二、解读《中国老年人膳食指南》

《中国居民膳食指南》中一般人群膳食指南的内容也适合于老年人。但是，应用近年来老年营养领域的新理念和新技术，原国家卫计委推出的《中国老年人膳食指南》补充了适应老年人特点的膳食指导内容，目的是帮助老年人更好地适应身体机能的改变，努力做到合理膳食、均衡营养，减少和延缓疾病的发生和发展，延长健康的生命时间，促进在中国实现成功老龄化。以下几点提示老年人要特别关注。

1. 少量多餐，食物细软。不少老年人牙齿缺损，消化液分泌减少，胃肠蠕动减弱，容易出现食欲下降和早饱现象，以致造成食物摄入量不足和营养缺乏。因此，老年人膳食更需要相对精准，不宜随意化。可采用进食 5 次即三餐两点制，或进食 6 次即三餐三点制；每次正餐提供的能量占全天总能量的 20%～25%，每次加餐的能量占 5%～10%，且宜按照自身生活习惯定时定量用餐。

另外，老年人食物的制作要细软。可将食物切小切碎，或延长烹调时间。肉类食物可切成肉丝或肉片后烹饪，也可剁碎成肉糜制作成肉丸食用；鱼虾类可做成鱼片、鱼丸、鱼羹、虾仁等。坚果、粗杂粮等坚硬食物可碾碎成粉末或细小颗粒食用。多选嫩叶蔬菜，质地较硬的水果或蔬菜可粉碎榨汁食用；蔬菜可制成馅、碎菜，如菜粥、饺子、包子、蛋羹等。多采用炖、煮、蒸、烩、焖、烧等烹调方式，少煎炸、熏烤。

2. 预防营养素缺乏。老年人常因生理机能减退以及食物摄入不足等缘故,出现某些矿物质和维生素的缺乏,引发钙、维生素 D、维生素 A、维生素 C 缺乏以及贫血、体重过低等问题。这些问题可通过合理营养加以纠正。

日常膳食中,合理利用营养强化食品或营养素补充剂来弥补食物摄入的不足。对于有吞咽障碍和 80 岁以上的老人,可选择软食,进食过程中要细嚼慢咽、预防呛咳和误吸。出现贫血、钙和维生素缺乏的老年人,在营养师和医生的指导下,选择适合自己的营养强化食品或营养素补充剂。

老年人还应少饮酒、少喝浓茶,避免影响营养素的吸收。服用药物时,要注意相应营养素的补充。

3. 主动足量饮水。饮水不足可对老年人的健康造成明显影响,而且老年人对缺水的耐受性会下降,因此要主动足量饮水,并养成习惯。正确的饮水方法是少量多次、主动饮水,每次 50～100 毫升,在清晨、睡前一两个小时、运动前后,都需要喝点水,不应在感到口渴时才喝。

老年人每天的饮水量应不低于 1 200 毫升,以 1 500～1 700 毫升为宜。饮水首选温热的白开水,根据个人情况,也可选择饮用矿泉水、淡茶水。

4. 吃动结合,防肌肉衰减。肌肉是身体的重要组成部分,延缓肌肉衰减对维持老年人自理能力、活动能力和健康状况极为重要。延缓肌肉衰减的有效方法是吃动结合,即一方面要增加摄入富含优质蛋白质的食物,另一面要进行有氧运动和适当的抗阻运动。

老年人要积极参加户外活动,因为紫外线照射有利于体内维生素 D 合成,延缓骨质疏松和肌肉衰减的发展。运动量应根据自己的体能和健康状况随时调整,量力而行,循序渐进。一般每天户外锻炼 1～2 次,每次 30～60 分钟,以轻度的有氧运动(慢走、散步、太极拳等)为主;身体素质较强者可适当提高运动强度,如快走、跳广场舞、参加各种球类运动等。活动量均以轻微出汗为度,或每天活动折合至少 6 000 步。

每次运动强度不要过大,持续时间不要过长,可以分多次运动,每次不低于 10 分钟,要有准备和整理活动。

如条件许可,还可以进行拉弹力绳、举沙袋、举哑铃等抗阻运动二三十分钟,每周 3 次以上。活动时应动作舒缓,避免碰伤、跌倒等意外事件发生。

5. 每天应吃 12 种以上食物。老人要常吃富含优质蛋白的动物性食物,尤其是红肉、鱼类、乳类及大豆制品;多吃富含多不饱和脂肪酸的海产品,如海鱼和海藻等;常吃蔬菜水果等含抗氧化营养素的食物;适当增加摄入维生素 D 含量较高的食物,如动物肝脏、蛋黄等。

65 岁以上老年人每日食物推荐摄入量

食物类别	推荐摄入量(克/日)	食物类别	推荐摄入量(克/日)
谷类	200～250	坚果(/周)	50～70
全谷杂豆	50～150	畜禽肉	40～50
薯类	50～75	蛋类	40～50
蔬菜	300～450	水产品	40～50
水果	200～300	油	25～30
乳类	300	盐	<6
大豆(/周)	105		

天天喝奶。多喝低脂奶及其制品；有高脂血症和超重肥胖倾向者应选择低脂奶、脱脂奶及其制品；乳糖不耐受者可饮用低乳糖奶、舒化奶或酸奶。

每天吃大豆及豆制品。老年人每天应该吃 30～50 克大豆及豆制品。若以蛋白质的含量来折算，40 克干大豆相当于 80 克豆腐干、120 克北豆腐、240 克南豆腐或 650 克豆浆。

老年人每天应至少摄入 12 种的食物，饭菜少盐、少油、少糖、少辛辣。早餐宜有 1～2 种主食、1 个鸡蛋、1 杯奶，另有蔬菜或水果。中餐、晚餐宜有 2 种以上主食，1～2 个荤菜、1～2 种蔬菜、1 个豆制品。

6. 胖瘦要适当。老年人胖瘦要适当，体重过高或过低都会影响健康，特别是"千金难买老来瘦"的传统观念必须要纠正。

体重是否适宜，可根据自己的 BMI 来衡量。BMI 的计算方法是体重(千克)除以身高(米)的平方。老年人的 BMI 最好不低于 20.0 千克/平方米，最高不超过 26.9 千克/平方米。如果体重过轻或过重，建议通过营养师的个性化评价来指导和改善。

老年人应注意监测体重变化，如果没有主动采取减重措施，与自身一段时间内的正常体重相比，体重在 30 天内降低 5％以上，或 6 个月内降低 10％以上，则应该高度重视，应到医院进行必要的体格检查。

第五节　饮食不要"重口味"

盐,是厨房必不可少的东西。炒菜不放盐,估计没有人会喜欢吃,觉得没滋味。但是,盐放多了,对身体是不好的,它与高血压有很大关系。所以,奉劝大家,清淡饮食,不要贪图餐桌上的"重口味"。

一、一天吃多少盐才合适?

根据《中国居民膳食指南》推荐,成年人每人每天食盐量不超过 6 克。这个数字可能很抽象,来个直观一点的。家里一般会有啤酒瓶盖吧,一个普通啤酒瓶盖平装满一盖,就相当于 5～6 克盐。其实,在我们日常饮食中,还有很多"隐形钠盐",如熟肉、咸鸭蛋、酱油、咸菜等等。所以,除特殊职业会大量排汗的情况外,一般情况下一天获取的盐往往只多不少。

二、盐吃得太多,对身体不好

盐吃得太多与高血压密切相关,许多高盐饮食者常常不知不觉中患上高血压。盐吃得太多,还可能导致超重肥胖、糖尿病、胃癌、骨质疏松症、肾结石、哮喘等健康问题。

三、饮食中的减盐技巧

1. 少放盐。在烹调食品时少放盐,使用醋、辣椒、花椒、葱、姜、蒜等调味品及味道浓郁的蔬菜为食物提味。

2. 少吃咸菜。大家还是尽量少吃榨菜、咸菜和酱制食物,或选择低盐榨菜等食物。

3. 调节你的味蕾。要逐渐减少盐的摄入,关注不同食物的自然风味。

4. 外出就餐选择低盐菜品。在外就餐时,主动要求餐馆少放盐,尽量选择低盐菜品。

5. 阅读营养标签。在挑选包装食品和罐头食品时,要认真阅读营养成分表和成分说明,选择标有低盐、少盐或无盐的食品。

6. 选择新鲜的肉类和蛋类。一般情况下,熟食肉类、香肠和罐头肉类的钠盐含量很高,所以选择新鲜的肉类和蛋类,自己烹饪比较好。

7. 多吃蔬菜和水果,增加钾的摄入。研究发现,含钾的食物有助于减低血压,而蔬菜和水果是钾的主要来源,如土豆、西红柿、豆类、香蕉等等,因而建议常吃。

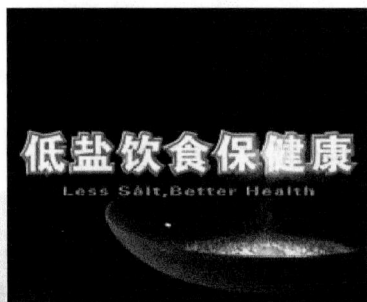

低盐饮食保健康
Less Salt,Better Health

第六节　日常营养误区解读

养成正确、健康的饮食习惯非常重要。"民以食为天",人们必须通过每天摄入食物来维持机体各种生理功能,满足生长发育的需要,为体力和脑力劳动提供所需的各种营养素,以确保人体的健康。

随着人们生活水平的提高及医疗、卫生条件等明显改善,许多传染性疾病减少了,但与营养相关的肥胖、糖尿病、高血压、高脂血症和冠心病等慢性病(称为"富贵病")的发病率却逐年升高,已成为人类健康的头号杀手。居民的膳食结构也已经发生了很大的变化,出现三高一低(高能量、高蛋白、高脂肪、低碳水化合物)的膳食结构模式。许多人总是在问:"现在我觉得吃得比过去好,营养也比以前好,但为什么还会出现维生素、矿物质、膳食纤维等营养素的不足或缺乏呢?"这是因为在我们生活和工作中,人们普遍存在这样那样的营养误区。

一、"吃饭容易胖,吃肉不会胖"的误区

血糖偏高的人在生活中经常严格限制主食,大量食用高蛋白质及高脂肪的食物,如此做法是不了解碳水化合物、蛋白质、脂肪这三者在体内可通过生物化学反应进行互相转换。采用"严格限制主食,大量食用高蛋白质及高脂肪的食物"的做法只注意到了控

制即时血糖效应,但却忽略了总能量、脂肪摄入量增加的危害。碳水化合物是人体不可缺少的营养物质,在体内释放能量较快,是红细胞唯一可利用的能量,也是神经系统、心脏和肌肉活动的主要能源,对构成机体组织、维持神经系统和心脏的正常功能、增强耐力、提高工作效率都有重要意义。为限制血糖而限制主食是不科学的,主食提供的碳水化合物能量是最经济、最安全的。

二、"素食者长寿"的误区

素食饮食,主要由谷类、薯类、蔬菜、豆类等植物性食物组成。这种膳食习惯会造成素食者维生素 A、铁、钙、优质蛋白质等营养素的缺乏。相比之下,"荤素搭配"膳食模式更加有益健康。根据现有的研究,还不能证实素食者有助于长寿,因为不管是在素食者中,还是在普通饮食者中,百岁寿星都比比皆是。寿命的长短与人的遗传、营养、环境等多种因素有关。而研究发现,当剔除其他因素的影响时,素食者并不比普通饮食者更加长寿。但是,值得注意的是,大部分素食者饮食节制,抽烟喝酒的比例也比社会平均水平要低,这些因素有助于健康长寿。那些素食而长寿者,其长寿未必是素食的功劳,他们良好的生活方式才是我们要学的关键。

三、"汤的营养比汤中食物好"的误区

对于菜汤比汤中食物营养更好的说法是片面的。用鸡肉、猪肉等动物性食物煲的汤,只会有少量的维生素和部分脂肪及蛋白质分解后的氨基酸溶入汤里,大量的蛋白质、脂肪、维生素和矿物

质都留在原来食物里。若仅喝汤，不吃汤中的鸡肉、猪肉等食物，那将吃不到食物本身含有的大部分营养素。另外，煲汤时间较长，容易使维生素 C 等营养素因长时间高温而被破坏。蔬菜汤中的营养价值较低，炒蔬菜时，菜里的草酸、亚硝酸盐、农药等有害物质会转移进汤里；如果炒菜放油、盐很多，汤会很油很咸，多喝是不利于健康的。但如果炒菜之前将蔬菜用水焯一下，去掉了部分草酸、亚硝酸盐和农药，然后炒的时候油和盐用量比较少，那么除了吃菜外，再喝掉菜汤也可以减少炒菜时维生素和无机盐的损失。

四、"水果多食无妨，果皮比果肉更有营养"的误区

从营养学的角度，无论什么营养素、什么食物，都要讲究一个"度"。特别是孩子不宜一次大量食用水果。孩子的胃容量有限，消化吸收功能比成人弱，如果水果吃多了会影响其他食物及营养素的摄入，甚至引起消化不良，出现腹痛、腹泻等症状。如果说果皮中的营养含量高一点也不过分，毕竟这部分细胞排列更紧密，水分也更少。检测也确实发现，果皮维生素含量高于果肉。即使这样，考虑到二者的重量比，果皮在营养总量中的贡献也是有限的。果皮虽有营养，但主要问题是果皮的食用安全问题。水果在生长过程中喷洒农药，这些农药能随着果实的生长而残留在果皮上。检测发现，果皮中的农药残留量比果肉高出许多倍。所以为了食用安全，最好还是将水果削皮后再吃。

五、"产妇不宜吃西瓜等生冷水果"的误区

很多人认为西瓜对于产妇来说属于生冷的水果,因此最好不吃,这种说法不全面。如果产妇在产后恢复良好,食欲和消化功能也较好,适量食用水果不仅不会造成不良后果,还能补充营养素和水分,促进食欲,有助于产后恢复。对正常产妇来说,吃水果一般没有问题。对于有些产后体质特别虚弱及畏寒怕冷的人,不宜多吃西瓜等生冷水果。另外,产妇不要吃冰冻西瓜或其他冰冻水果。产妇吃水果时不能过多,糖尿病或肾病产妇吃水果需谨慎。

第七节　为防而聊高血压

《中国居民营养与慢性病状况报告(2015)》显示,我国成人高血压患病率达 25.2%,全国高血压人数约 2.7 亿,每 4 个成年人中至少有 1 人患高血压,并且患病人数呈逐年上升的趋势。高血压每年还可造成约 200 万人死亡,是心脏病、脑卒中、肾脏病发病和死亡的最重要危险因素,约 70% 的脑卒中死亡和约 50% 的心肌梗死与高血压密切相关。因此高血压的防治是项长久而艰巨的任务。鉴于我国高血压防治工作的严峻形势,为进一步提高广大群众对高血压危害健康严重性的认识,引起各级政府、各个部门和社会各界对高血压工作的重视,动员全社会都来参与高血压预防和控制工作,普及高血压防治知识,增强全民的自我保健意识,自 1998 年起,当

时的国家卫生部决定将每年的 10 月 8 日定为"全国高血压日"。

一、高血压对人体健康的危害

高血压病变常累及心脏,使心脏结构和功能发生异常变化,形成左心室肥厚。高血压患者长期血压控制不好,将会导致心力衰竭。高血压常合并冠心病。冠心病是危害人类健康的最主要的疾病之一,临床可表现为心绞痛、心肌梗死或猝死。高血压是慢性肾病的危险因素,血压升高导致肾脏损害,引起肾功能不全,最终导致肾衰竭。高血压还是脑卒中最主要的危险因素。脑卒中主要类型为脑出血、脑血栓形成、脑栓塞,致残率高,病死率高。

二、高血压发病的重要诱因

1. 高钠、低钾膳食。膳食中高钠及(或)低钾膳食是引起大多数高血压患者发病的主要危险因素。有研究发现,平均每人每天摄入食盐增加 2 克,则收缩压和舒张压分别升高 2.0 毫米汞柱及 1.2 毫米汞柱。而钾盐摄入量与血压水平呈负相关,这是与钾盐有扩张血管、拮抗钠盐升高血压的作用有关。

2. 体重超重和肥胖。中国成年人体重指数(BMI,即体重(千克)/身高(米)^2)为 18.5~24,体重指数≥24 为超重,体重指数≥28 为肥胖。有研究发现,超重及肥胖者患高血压的危险是体重正常者的 3~4 倍。

3. 过量饮酒。饮酒也是高血压的诱因之一。持续饮酒者要比不饮酒者在 4 年内发生高血压的危险增加 40%。

三、高血压高危人群有哪些？

高血压危险因素有以下六项,存在以下危险因素的人群为高危人群,应对其进行重点干预,定期健康体检,积极控制危险因素,防患于未然。

1. 收缩压≥130～139 毫米汞柱和/或舒张压≥85～89毫米汞柱;

2. 年龄≥55 岁,有高血压家族史(一、二级亲属患高血压),其中一级亲属是一个人的父母、子女以及兄弟姐妹(同父母),二级亲属是一个人的叔、伯、姑、舅、姨、祖父母、外祖父母;

3. 长期过量饮酒(每日饮白酒≥100 毫升);

4. 长期高盐饮食;

5. 超重或肥胖和(或)腹型肥胖。

四、怎么判断是高血压？

在未用抗高血压药的情况下,非同日三次测量,收缩压≥140毫米汞柱和/或舒张压≥90毫米汞柱者为高血压。提倡使用上臂式全自动电子血压计进行有规律的家庭血压测量,家庭血压度数≥135/85 毫米汞柱被认定为高血压。

血压分级	收缩压(毫米汞柱)	舒张压(毫米汞柱)
正常血压	<120	<80
正常高值	120～139	80～90

（续表）

血压分级		收缩压（毫米汞柱）	舒张压（毫米汞柱）
高血压	一级（轻度）	140～159	90～99
	二级（中度）	160～179	100～109
	三级（重度）	＞180	＞110
	单纯收缩期高血压	＞140	＜90

五、高血压的年轻化趋势

虽然高血压是慢性病，但并不意味着高血压是老年病，事实上高血压发病年轻化已经愈来愈明显，预防高血压要从现在做起，养成良好的习惯很重要，早睡早起，适量运动，戒烟、禁酒、少吃高脂肪食物。

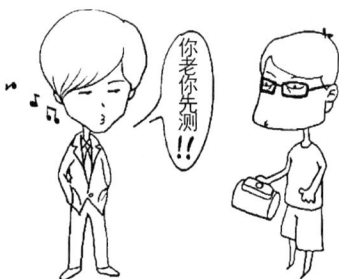

六、高血压的预防和控制

1. 定期测量血压。别忘了测一测自己的血压。高血压就是血液在流动时，对血管壁造成的侧压力高出正常值。知晓血压值是至关重要的第一步。因为只有知晓自己的血压有多高，才会关注自己的健康，才会改善生活方式，进行控盐及控制其他危险因素，并用药治疗。知晓是治疗的前提，达标是治疗的目的。

正常成年人,建议至少每 2 年测量 1 次血压。

高血压高危人群,建议每半年测量 1 次血压。

积极提倡高血压患者在家庭开展自测血压和自我管理,血压达标且稳定者,每周自测血压 1 次,血压未达标或不稳定者,应增加自测血压次数。医疗机构要对 35 岁以上的首诊患者测量血压。推荐使用国际标准认证合格的上臂式全自动电子血压计。

2. 坚持运动。经常性的身体活动如打太极拳、快步走、游泳、园艺劳动、家务劳动可预防控制血压。

3. 饮食控制。首先要限制食盐摄入,成人每天食盐摄入量应少于 6 克;少吃快餐,控制脂肪、盐和糖的摄入;戒烟限酒。

4. 高血压患者配合医生合理用药,达到降压目标。

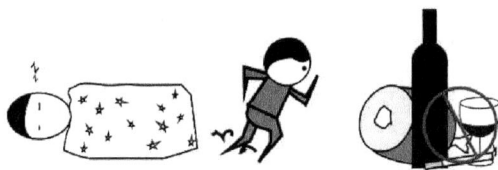

早睡早起、适量运动、禁烟、禁酒、少吃高脂肪食物

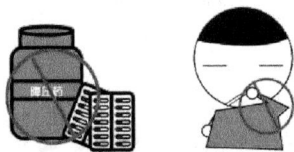

请勿滥用药物,不要久坐或抽烟

七、高血压患者降压治疗的目标

一般高血压患者，血压降至 140/90 毫米汞柱以下，合并糖尿病或慢性肾脏疾病的患者应降到＜ 130/80 毫米汞柱；

80 岁以上患者降至 150/90 毫米汞柱以下；

冠心病患者的舒张压低至 60 毫米汞柱者应谨慎降压。

大部分高血压不能根治，需要长期服药治疗，不要盲目相信小广告或伪科学宣传，不能用保健品、保健理疗或食疗替代降压药治疗。

八、高血压管理很重要

高血压是终身性疾病，需要长期规范治疗及随访管理。国家已经将高血压患者纳入基本公共卫生服务项目，高血压患者要积极主动地配合管理、参与管理，降低心脑血管病事件发生风险。

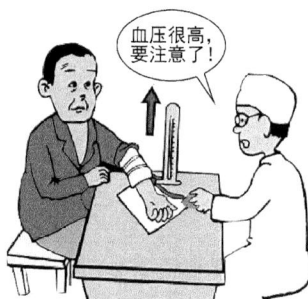

血压很高，要注意了！

第八节　关注并改变糖尿病

据最新数据显示，我国成人糖尿病患病率从 2002 年的 2.6％上升到目前的 11.6％，而成人糖调节受损者的比例为 50.1％。糖尿病病人数量的增多,着实吓坏了大家,因此了解糖尿病很必要。

一、什么是糖尿病?

糖尿病是由于胰岛素分泌不足及(或)作用缺陷引起的以血糖升高为特征的代谢病。长期血糖控制不佳的糖尿病患者,可伴有各种器官,尤其是眼、肾、神经和心血管损害或器官功能不全或衰竭,导致残废或者早亡。

根据病因学证据,糖尿病分为 4 大类,即 1 型糖尿病、2 型糖尿病、妊娠糖尿病和特殊类型糖尿病。1 型和 2 型糖尿病的病因尚不明确。妊娠糖尿病是在妊娠期间被诊断为糖尿病,而特殊类型糖尿病是病因学相对明确的高血糖状态。

二、什么是糖调节受损?

糖调节受损,又称糖尿病前期,包括空腹血糖受损(空腹血糖 6.1～7.0 毫摩尔/升,糖负荷后 2 小时血糖＜7.8 毫摩尔/升)和/或糖耐量减低(空腹血糖＜7.0 毫摩尔/升,糖负荷后 2 小时血糖 7.8～11.1 毫摩尔/升)。

三、糖尿病高危人群是哪些?

有以下情况之一者,是糖尿病的高危人群:

有糖调节受损史;年龄≥45 岁;超重与肥胖(体重指数 BMI≥24);父母、兄弟姐妹或子女有 2 型糖尿病;有巨大儿(出生体重≥

4 千克)生育史；妊娠糖尿病史；高血压(血压≥140/90 毫米汞柱)，或正在接受降压治疗；血脂异常（高密度脂蛋白胆固醇≤0.91 毫摩尔/升及甘油三酯≥2.22 毫摩尔/升），或正在接受调脂治疗；心脑血管疾病患者；静坐生活方式者。

四、糖尿病的治疗

　　健康饮食是糖尿病综合治疗的重要组成部分，是糖尿病的基础治疗。糖尿病及糖尿病前期患者应控制总能量的摄入，合理、均衡分配各种营养物质，并根据体重情况适当减少总能量的摄入，尤其是超重和肥胖者。

　　饮食治疗、运动治疗、药物治疗、健康教育和血糖监测是糖尿病的五项综合治疗措施。

　　糖尿病患者采取措施降糖、降压、调整血脂和控制体重，纠正不良生活习惯如戒烟，可明显减少糖尿病并发症发生的风险。

　　积极治疗糖尿病，避免并发症，糖尿病患者是可同正常人一样享受生活。

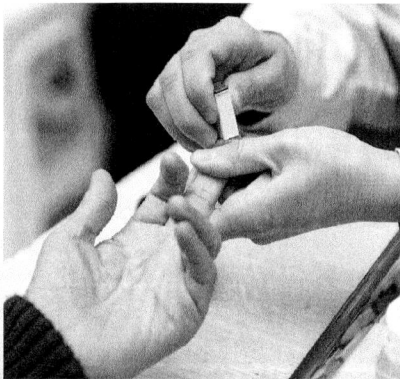

第九节　健康时尚中的健步走(跑)

健康时尚千百种,如今越来越多的人开始崇尚的快步走和跑步运动,也是健康时尚之一。积少成多,积水成河。唯持之以恒,才会有崭新的体验和收获。

一、科学地定量健步运动

合理运动,千步活动量为尺,万步活动量作为自己追求的健身目标。

1. 千步为尺。以中速步行 1 000 步为一把尺,度量你每天的身体活动。日常生活中的中等速度步行,走 1 000 步大约需要 10 分钟。

2. 不拘形式。累计日常生活、工作、出行和运动等各种形式的活动,达到 4 000 步、7 000 步或者 10 000 步的活动量。达到每天相当于 10 000 的活动目标,可以通过以下方式实现:① 日常生活工作中的活动;② 步行或骑自行车出行;③运动锻炼。

3. 循序渐进。在开始参加锻炼或调整活动量时,要逐渐增加活动强度和时间。要给身体一个适应过程,避免突然增加的活动量造成意外伤害。

4. 感觉用力。更有效地促进健康需要每天 4 000 步以上中等强度活动,如快走、上楼、拖地等,每次活动应在 10 分钟以上。

二、关于夜晚健步运动的话题

夜幕下,在公园、小区、路边大道上随处可见奔跑的人群。随着生活节奏不断加快,竞争压力不断增大,人们发现通过"夜跑",这些烦恼会随之消散。大量运动后的一身淋漓大汗,让人感觉神清气爽,尽享一夜安眠,还可以为白天的工作更添活力。"夜跑"虽好,也需要注意以下几点事项。

1. 餐后可不要立即奔跑。"夜跑"可不是饭后散步,也算一项相对剧烈的运动,因而不宜在晚餐后立即进行,最好是晚餐后一个小时后再运动。一般晚餐在 7 点左右,那么九点左右开始"夜跑"则比较好。此外,要量力而行。我们不是职业运动员,要避免太过剧烈的运动,过度劳累后身体需要很长时间才能恢复,这样会影响当晚睡眠和明天的工作。其实,慢跑下来感觉微微出汗就好了。

2. 人行道不适合夜跑。有些"夜跑族"觉得主干道宽敞适合酣畅奔跑。其实这样的想法是不对的,因为在马路上跑会处于汽车尾气的包围中,对呼吸系统不好。所以,公园和绿化较好的小区是夜跑的适宜场所。不过要注意一点,一定要选择光线和路面好的地方。"夜跑"最大的制约是光线,光线不好容易跌倒受伤。我们要选择平坦开阔、能见度较好的路段夜跑。

3. 跑步鞋要时常换换。相对篮球、足球等运动,跑步算是强度较低的运动,但还是可以对腿、腰腹等部位起到锻炼的效果。选择一双合适的跑步鞋对跑步质量和身体健康很重要。跑步鞋要软底,这样能更好地缓冲压力,减少关节受伤的概率。跑步鞋也要时常换换,这样有利于纠正跑步姿势。

4.“夜跑”要量力而行,跑完要洗洗脚。夜跑的次数和距离还是要依据个人体质而定,每次跑步的时间在45～60分钟为宜。跑完后,用热水泡泡脚也很重要,这样有助于脚部血管扩张,促进血液循环,使人更容易睡眠。

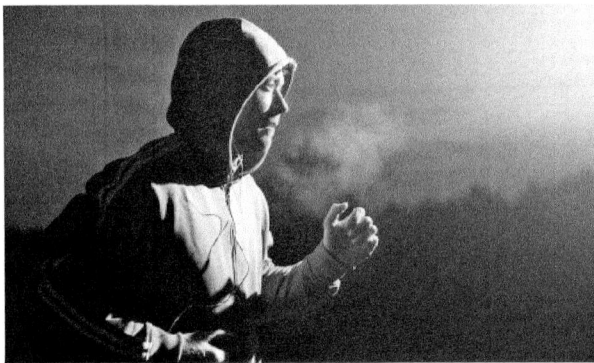

第十节　科学防癌抗癌

现在,恶性肿瘤发病和死亡率越来越高,已成为危害居民健康的最主要疾病。据统计,我国每年新发癌症病例超过350万,死亡病例超过200万,防控形势严峻。那么,什么是恶性肿瘤?产生恶性肿瘤的原因是什么?如何预防?下面我们进行一一解答。

一、关于癌症和肿瘤

一般情况下,大家会将癌症和肿瘤这两个词通用,这样也确实没太大问题。但一定要纠结的话,还是有一些区别的。肿瘤的关键词是"固体",癌症的属性是"恶性",所以恶性固体肿瘤就是癌症,血液癌症不是肿瘤,良性肿瘤不是癌症,清楚了么?

用数学公式来表示的话:

$$癌症＝恶性肿瘤＋血癌$$
$$肿瘤＝良性肿瘤＋恶性肿瘤$$
$$良性癌症＝说错了$$

二、癌症是严重危害群众健康的慢性病

恶性肿瘤已经成为严重威胁中国人群健康的主要公共卫生问题之一。根据最新的统计数据显示,恶性肿瘤死亡占居民全部死因的 23.91%,且近十几年来恶性肿瘤的发病和死亡率均呈持续上升态势,防控形势严峻。

国家癌症中心是国家癌症预防和诊疗的全国性领导机构,其主要职责之一就是组织开展肿瘤登记等信息收集工作。国家癌症中心发布的中国恶性肿瘤发病和死亡分析报告显示,2014 年全国新发恶性肿瘤病例约 380.4 万例,死亡病例 229.6 万例。肺癌、乳腺癌及结直肠癌等发病呈显著上升趋势,肝癌、胃癌及食管癌等发病率仍居高不下。发病排在首位的是肺癌,其次为胃癌、结直肠癌、肝癌和女性乳腺癌。男性人群,发病第 1 位的为肺癌,每年新发病例约 52.1 万,其次为胃癌、肝癌、结直肠癌和食管癌;女性发病第 1 位的为乳腺癌,每年新发病例约 27.9 万,其次为肺癌、结直肠癌、甲状腺癌和胃癌。另外,肺癌、肝癌、胃癌、食管癌、结直肠癌、胰腺癌、乳腺癌、脑瘤、白血病和淋巴瘤是主要的肿瘤死因,约占全部肿瘤死亡病例的 83%。

三、癌症是多因素、多阶段、长期作用的结果

大部分癌症是人体细胞在外界因素长期作用下,基因损伤和改变长期积累的结果,从正常细胞发展到癌细胞通常需十几年到几十年时间。致癌因素十分复杂,涉及化学、物理和慢性感染等外部因素以及遗传、免疫、年龄、生活方式等自身因素。主要的致癌危险因素可分为行为及生活方式、环境理化因素、社会心理因素、药物因素、职业因素和病毒因素等六类。

1. 遗传因素。近期医学期刊 JAMA 的一项目前为止包含人数最多,观察时间最长的癌症遗传因素研究显示,在正常人群中,到 65 岁平均 8% 的人会患上癌症,到 80 岁和 100 岁时候,这个数字上升到 25% 和 32%。癌症风险与遗传因素密切相关。如果是异卵双胞胎,其中一个人患有癌症,另一个人在 65 岁患癌的可能性就上升到 15% 以上,到 100 岁有 40% 以上可能性患上癌症。如果是同卵双胞胎一方患癌症,65 岁时有 20% 以上会患上癌症,到 100 岁更有近 50% 的机会患癌。

2. 行为及生活方式。马萨诸塞总医院和哈佛大学开展的一项 13.5 万人的队列研究发现,饮食、吸烟和运动等生活方式因素

的比重占癌症其他危险因素的 $20\%\sim40\%$。吸烟会导致癌症、心血管疾病、呼吸系统疾病等多种疾病已成共识,另外油烟中夹杂烷烃类物质等致癌物及 $PM_{2.5}$ 等可吸入颗粒物,也与肺癌的关系密切。另外吸烟和油烟还可引起口腔、咽、喉、食管、胰腺、膀胱等多种癌症。饮酒与口腔癌、咽癌、喉癌、直肠癌有关,长期饮酒可导致肝硬化继而可能与肝癌有联系,饮酒且吸烟者可增加某些恶性肿瘤的危险性。《自然—通讯》杂志上的一项研究显示,调整饮食可降低患癌风险。可见,癌症与饮食息息相关:腌制食品、咸菜等是胃癌的危险因素,亚硝酸钠是一种防腐剂,它与胺在酸性环境下,形成亚硝胺,后者为致癌物质;黄曲霉菌污染米、麦、玉米、花生、大豆等产生黄曲霉毒素,有致癌作用;烟熏、炙烤食品如熏肠、火腿等可含有致癌物质苯并芘。食品精细、长期缺铁、营养不足时发生食管癌和胃癌的危险性增加;高脂肪和油炸食物是引发多种癌症的危险因素。高脂饮食可驱动肠道干细胞数量激增,油炸食物如油条、油饼、臭豆腐,在煎炸时往往会产生多环芳烃,易于引发肠道肿瘤。

3. 环境理化因素。世界卫生组织指出,人类恶性肿瘤的 $80\%\sim90\%$ 与环境因素有关,其中最主要的是环境化学因素,目前已证实可使动物致癌的有 100 多种,对人类有致癌作用的达 30 多种。城市大气污染物苯并芘与肺癌有密切关系,约有 10% 的肺癌病例由大气污染(包括与吸烟的联合作用)所引起。电离辐射可引起人类多种癌症,如急性和慢性粒细胞白血病、多发性骨髓瘤、恶性淋巴瘤、肺癌、甲状腺癌、乳腺癌、胃癌、肝癌等。

4. 社会心理因素。个体的性格特征与恶性肿瘤也有一定关系:① 多愁善感、精神抑郁;② 易躁易怒、忍耐性差,沉默寡言、对事物态度冷淡;③ 性格孤僻,脾气古怪。长期处于孤独、矛盾、失望、压抑状态,是促进恶性肿瘤生长的重要因素。有人将此种性格称之为"癌症性格"。

5. 药物因素。如雌激素的长期使用可致阴道、子宫颈癌,砷剂可致皮肤癌,放射性核素、药物碘、磷过多地接触或接受可引起急性髓细胞性白血病,长期服用非那西汀会诱发肾盂病,氯霉素会导致再生障碍性贫血,亦是白血病的前期病变,环磷酰胺虽可治疗癌症,但亦可诱发白血病、乳腺癌、膀胱癌。

6. 职业因素。与职业有关的危险因素有物理因素如电离辐射、紫外线,以及接触多种化学致癌物。常见的已被确认的职业致癌因素,如染发时染膏中的阿摩尼亚和二恶英具有致癌作用。

7. 病毒因素。该危险因素可在人群中感染流行,增加人群患癌风险。目前认为与人类肿瘤可能有密切关系的是乙型肝炎病毒(原发性肝癌)、EB病毒(淋巴瘤、鼻咽癌)和单纯性疱疹病毒Ⅱ型(宫颈癌)。

四、癌症是可以预防的

世界卫生组织提出,三分之一的癌症完全可以预防,三分之一的癌症可以通过早期发现得到根治,三分之一的癌症可以运用现有医疗措施延长生命、减轻痛苦、改善生活质量。我们可以通过三级预防防控癌症:一级预防是病因预防,减少外界不良因素损害;二级预防是早期发现,早期诊断,早期治疗;三级预防是改善生活质量,延长生存时间。

1. 改变不健康生活方式可预防癌症发生。世界卫生组织认为癌症是一种生活方式疾病,吸烟、肥胖、缺少运动、不合理膳食习惯、酗酒、压力、心理紧张等癌症发生危险因素,可通过健康教育、控烟限酒、平衡膳食、适量运动、心情舒畅、早期筛查、规范治疗等措施得到控制,可显著降低癌症发病和死亡。

癌症发生是人全生命周期相关危险因素累积过程。癌症防控不只是中老年人的事情,要尽早关注癌症预防,从小养成健康生活方式,避免接触烟草、酒精等致癌因素,降低癌症发生风险。

2. 癌症不会传染,但一些致癌因素会传染。癌症是由于自身细胞基因发生变化而产生的,不传染。一些与癌症发生密切相关的细菌(如幽门螺杆菌)和病毒(如人乳头状病毒、肝炎病毒、EB病毒等)会传染。通过保持个人卫生和健康生活方式、接种疫苗(如肝炎病毒疫苗、人乳头状病毒疫苗),可避免感染相关细菌和病毒,从而预防癌症发生。

3. 规范防癌体检能够早期发现癌症。防癌体检是在癌症风险评估基础上,针对常见癌症进行的身体检查,其目的是让大家知晓自身患癌风险,发现早期癌症或癌前病变,进行早期干预。目前技术手段可以早期发现大部分常见癌症,使用胸部低剂量螺旋CT可检查肺癌,超声结合钼靶可检查乳腺癌,胃肠镜可检查消化道癌等。

谨记:要到专业体检机构进行防癌体检,专业医师将根据您的年龄、既往检查结果等选择合适的体检间隔时间,可大大提高早期癌变发现的可能性。

4. 早诊早治是提高癌症患者生存率关键。癌症治疗效果和生存时间与癌症发现早晚密切相关,发现越早,治疗效果越好,生存时间越长。大家要关注身体癌症危险信号,出现以下症状应及时到医院诊治。

(1) 身体浅表部位出现异常肿块。

(2) 体表黑痣和疣等在短期内色泽加深或迅速增大。

(3) 身体出现异常感觉如哽咽感、疼痛等。

(4) 皮肤或粘膜经久不愈溃疡。

(5) 持续性消化不良和食欲减退。

(6) 大便习惯及性状改变或带血。

(7) 持久性声音嘶哑,干咳,痰中带血。

(8) 听力异常,流鼻血,头痛。

(9) 阴道异常出血,特别是接触性出血。

(10) 无痛性血尿,排尿不畅。

(11) 不明原因发热、乏力、进行性体重减轻。

五、癌症治疗要选择正规医院、接受规范化治疗

目前癌症治疗方法包括手术治疗、非手术治疗,后者包括放射治疗、化学治疗、靶向治疗、免疫治疗、内分泌治疗、中医治疗等。

规范化治疗是长期临床治疗工作科学的总结,根据癌症种类和疾病分期来决定综合治疗方案,是治愈癌症的基本保障。癌症患者要到正规医院进行规范化治疗,不要轻信偏方或虚假广告,以免贻误治疗时机。

六、癌症康复治疗可有效提高患者生存时间和生活质量

癌症康复治疗包括心理康复、生理康复,是临床治疗的必要延续和完善。癌症患者康复要做到乐观的心态、平衡的膳食、适当的锻炼、合理的用药、定期的复查。

疼痛是癌症患者最常见、最主要的症状,要在医生帮助下通过科学止痛方法积极处理疼痛,不要忍受痛苦。

癌症患者务必正视癌症,积极调整身体免疫力,保持良好身心状态,达到病情长期稳定,与癌症"和平共处"。

第十一节　莫给抽烟找理由

"送烟等于送危害"。劝君不送烟、不敬烟、不劝烟,不在公共场所吸烟。对于不吸烟者,还应该勇于对"二手烟"说"不"。然而,一些烟民总有这样那样的"理由"抵制戒烟,下面纠正几个常见的"理由"。

1. 错误理念:烟龄长、吸烟量大的人不宜戒烟,戒烟后会出现身体不适。

这是没有科学根据的。吸烟者在戒烟后出现的各种不适其实是"戒断症状"的表现,是很正常的现象。"戒断症状"是人体机能逐渐恢复到不吸烟状态的自身调整过程,在戒烟后的第 1 周最为严重,持续约 1 个月后逐渐减轻。

现实生活中,确实会遇到长期吸烟者戒烟后很快检出肺癌的例子。但是患肺癌的真正原因并不是戒烟,而是因为吸烟多年,烟草中的有害物质长期对身体造成损害所致。大量研究显示,吸烟者戒烟后,患各种疾病的危险性都在下降,其中癌症的风险下降最慢,要到 10 年后才能表现出来。

各个年龄段戒烟均有益处,而且早戒比晚戒好,戒比不戒好。吸烟者与不吸烟者相比,平均寿命约减少 10 年,60 岁、50 岁、40 岁及 30 岁时戒烟可分别赢得约 3、6、9 和 10 年的预期寿命。

2. 错误理念:不抽不喝活 63,只抽不喝活 83,又抽又喝活 93。

由于个体差异,有的人吸烟一辈子还能长寿,有的人不吸烟却短命。吸烟者看不到吸烟导致的疾病和死亡,看到的只是吸烟并且长寿的个案,形成了这种口口相传的偏见,但列举的只是特殊的个案,不是人群调查的结果,更不是普遍规律。调查显示,慢阻肺、肺癌等疾病患者中 80%～90% 都吸烟,并且吸烟的人相对不吸烟的人平均至少折寿 10 年,而吸烟的人如果不吸烟一定会更长寿。

3. 错误理念:边上厕所边吸烟,可以促进肠道蠕动,减缓便秘。

目前尚无吸烟可以促进肠道蠕动,减缓便秘的科学报道。但来自多国大量的证据证明,吸烟可以造成消化系统的多种疾病,特别是食管癌、胃癌、结肠癌及消化道溃疡的高发,而患有消化性溃疡的患者,吸烟会使症状加重,影响疗效。

此外,许多人认为厕所里有臭气,吸烟可以冲淡一些。事实上,厕所里氨的浓度要比其他地方高,氧的含量则相对较低,而烟草在低氧状态下燃烧会产生更多的二氧化硫和一氧化碳,连同厕所里的有毒气体等被大量吸入肺中,对人体危害极大。患有冠心病或慢性支气管炎的人在上厕所时吸烟,可导致心绞痛、心肌梗死或气管炎、哮喘的急性发作。

4. 错误理念:能吸烟表明身体还很健康,如果身体不行了,就不吸了。

很多老人认为能吸烟代表身体还行,但实际上疾病在不知不觉中已经形成。因吸烟引发的疾病和死亡通常要 10 年、20 年甚至更长时间后才会显现,并且吸烟危害具有累积性,吸烟时间越长,吸烟量越大,危险性越高。一些老年慢性支气管炎患者,等到实在吸不动烟时再停止吸烟,为时已晚,因为肺功能损伤是不可能逆转的。肺癌患者在早期往往没有任何症状,发现时已到中晚期。没有症状并不代表身体的各个器官系统完全健康。因此,维护健康需要树立预防为主的理念,防患于未然。

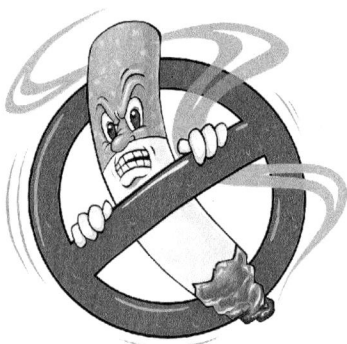

第十二节　运动饮食调节秋乏秋燥

"春困秋乏夏打盹儿,睡不醒的冬三月",是人民爱说瞌睡的人的口头禅。夏季天气炎热的原因让大家晚上睡不好,白天爱犯困也是"情有可原"的。秋天气候凉爽,人们的饮食、睡眠、精神都好了起来,但是为什么还会出现乏力没精神呢?

一、秋乏缘由

在炎热的夏天,人体出汗造成的过度消耗,需要秋天进行休整,水盐代谢开始恢复平衡,血管系统的负担在不断缓解,消化系统功能在日渐正常,身体还在慢慢复苏,所以不难理解为什么会秋乏了。此时,如果保养不当,也会增添许多新的烦恼。

二、远离秋乏

秋乏是补偿夏季人体超常消耗的保护性反应。虽然经过一段时间的调整与适应,秋乏会自然而然地消除,但为了不因此影响工作和生活,最好还是采取相应的防治措施。

首先,要进行适当的体育锻炼,如打太极拳、散步、爬山等都是很好的选择,但开始时强度不宜太大,应逐渐增加运动量,如果过度运动,将会增加身体的疲惫感,反而不利于身体恢复,还要尽可能保证充足睡眠。此外,要调整饮食,饮食宜清淡,避免油腻食物,多吃富含维生素的食物,如胡萝卜、藕、梨、蜂蜜、芝麻、木耳等,多吃含钾的食物,还要适当多吃含咖啡因的食物。

三、预防秋燥

秋天干燥的气候,使人常感到口鼻咽喉干燥以及发生燥咳,又因肺与大肠相表里,秋令还可出现大便燥结。此外,秋燥还可导致口唇干燥、皮肤干裂以及毛发脱落。

防止秋燥，首先要注意补充水分，每天最好喝 3～4 杯开水。秋季饮食应以滋阴润肺，防燥护阴为基本原则，可多吃梨、苹果、葡萄、香蕉、萝卜及绿叶蔬菜以助生津防燥，少吃辣椒、葱、姜、蒜等辛辣燥烈之物。中老年人在秋季洗澡不宜过勤，每周洗 1～2 次为宜，每次不超过半小时，水温在 35℃～40℃。不宜用碱性肥皂洗澡，应选用刺激性较小的肥皂等。秋季还应笑口常开，经常笑不但能保养肺气，还可以驱除抑郁、消除疲劳、解除胸闷、恢复体力。

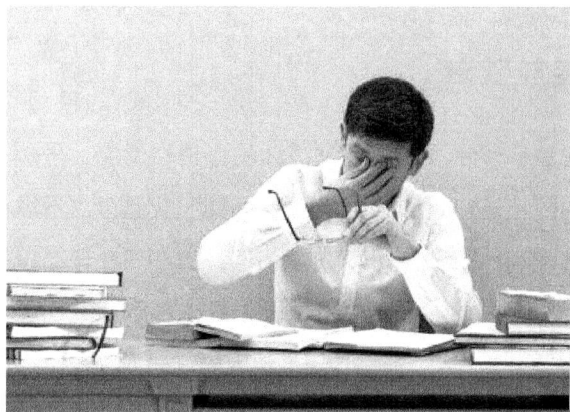

第十三节　秋病早防，注重保养

"阴气渐重，露凝而白"，白露刚过，标志着炎热的夏天已离我们渐行渐远，而凉爽的秋天则悄然到来。昼夜温差变大，冷暖多变的天气让人很难适应，极易发生疾病或引起旧病复发。因而，在这个时候,我们要根据气候变化,做好疾病预防,注重保养。

一、秋天那些常见的疾病

1. 心血管疾病。俗话说,"一场秋雨一场寒,十场秋雨要穿棉"。变化太大的昼夜温差往往是心肌梗死、高血压病、冠心病、中风等心血管疾病的诱因。特别是老年人,心血管系统逐渐硬化,如果没有做好保暖,受冷热交替的影响,容易导致血管痉挛、血压波动。

2. 过敏性鼻炎。秋季发生的季节性鼻炎,又称枯草热或花粉症,其发病常见于春秋两季,以秋季多见。每到金秋,秋高气爽,空气中会有大量花粉飘散,往往就会出现大量过敏性鼻炎的病人。一般随着花粉季节过去,就会缓解。

3. 皮肤病。秋季也是雨水较多的季节。被秋雨后的"秋蚊子"叮咬后,我们会因为瘙痒难耐而抓挠,继而导致真菌性皮肤病、感染性皮肤病和湿疹等常见的过敏性疾病。这个季节如果不注重被褥晾晒,更容易造成螨虫滋生,导致皮肤病。

4. 肠道腹泻。夏秋交替,天气转凉,人的胃口也变得大好。如果过度的食用生冷、不洁的食物,很容易引发腹泻,而且秋季腹泻主要是由于夏季的暑湿长期停留于身体之中而造成的,加上室内外温差大,又吃了寒凉食物,使得腹部处于内外冷热夹击状态,引发腹痛、腹泻。

二、如何保养

1. 加强锻炼，早睡早起。俗话讲"春捂秋冻"，这个"秋冻"可以提高身体抵抗力，为过好冬季打下坚实的基础。这个时候，要坚持早睡早起，培养乐观情绪，保持神志安宁。可以坚持早晚冷水洗脸、洗手、漱口；可以适度开展慢跑、爬山、打太极拳等体育活动，但不能出汗太多，过度疲倦。

2. 饮食润燥很重要。秋天最明显的感觉是气候干燥，气温多变，因而饮食中可增加维生素食材，如萝卜、秋梨、芝麻、木耳、柿子、菱角等，清热生津，养阴润肺。不过，不宜大补，还是清淡温和比较好。